李海霞 郭 号 主编

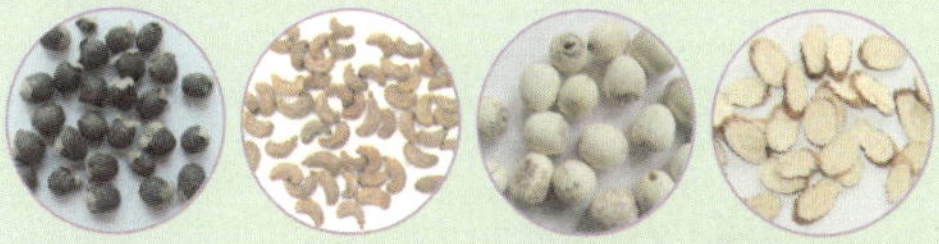

民间祖传秘方
彩图版

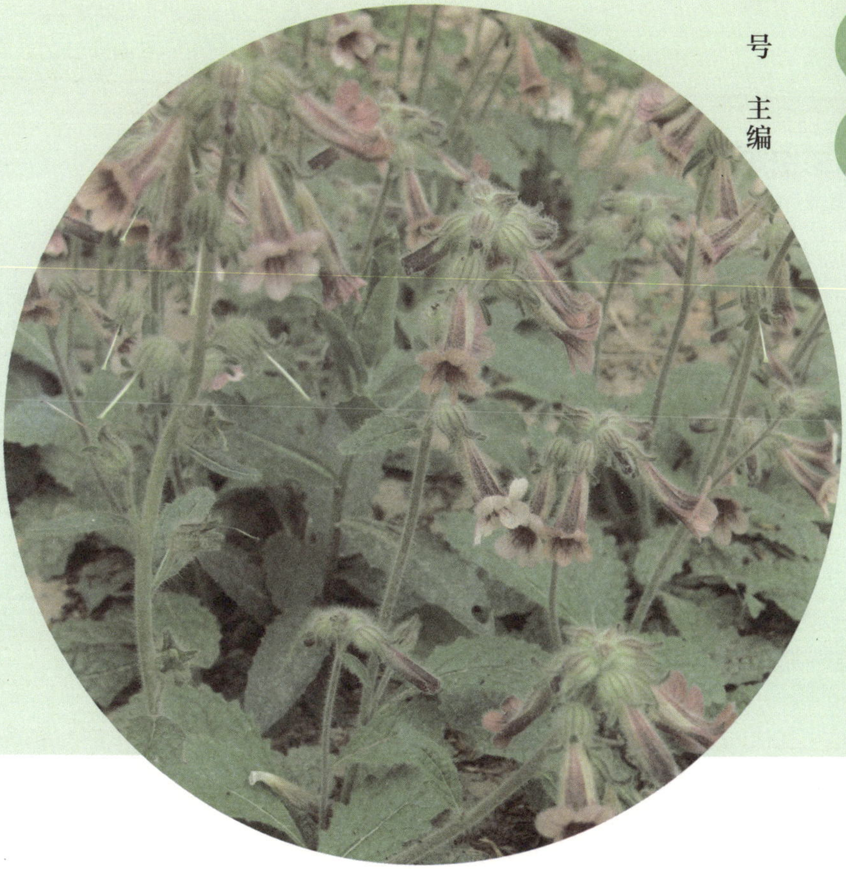

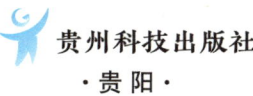

贵州科技出版社
·贵阳·

图书在版编目（CIP）数据

民间祖传秘方：彩图版 / 李海霞，郭号主编.
贵阳：贵州科技出版社，2024.8. -- ISBN 978-7-5532-
1355-2

Ⅰ．R289.2

中国国家版本馆CIP数据核字第2024A0T028号

民间祖传秘方　彩图版
MINJIAN ZUCHUAN MIFANG CAITUBAN

出版发行	贵州科技出版社
地　　址	贵阳市中天会展城会展东路A座（邮政编码：550081）
网　　址	https://www.gzstph.com
出 版 人	王立红
经　　销	全国各地新华书店
印　　刷	三河市兴达印务有限公司
版　　次	2024年8月第1版
印　　次	2024年8月第1次
字　　数	213千字
印　　张	12
开　　本	787 mm×1092 mm　1/16
书　　号	ISBN 978-7-5532-1355-2
定　　价	69.00元

《民间祖传秘方 彩图版》
编委会

主　编	李海霞	郭　号			
副主编	段艳梅	周　涵	齐　颖	宁迪敏	马晓丹
编　委	裴　华	周　芳	吕凤涛	陈　竹	王丽梅
	徐　娜	张雪峰	戴　峰	朱　进	朱　宏
	邹智峰	卢立东	王郁松	刘超英	徐　萌
	董　萍	鞠玲霞	赵卓君	李俊勇	李　惠
	郑小玲	马　楠	赵梅红	黄　红	杨冬华
	程宜康	李建军	宋　伟	陈　艳	吴　晋

前言

在历史悠久的中华文化中，中医作为一颗璀璨的明珠，凭借其独特的理论和丰富的实践经验，为无数人的健康保驾护航。而民间祖传秘方，更是中医宝库中的瑰宝，它们经过世代相传，凝结了无数先人的智慧和心血。

《民间祖传秘方 彩图版》一书的编撰，旨在将珍贵的民间祖传秘方进行系统的整理与呈现，让更多的人了解和掌握这些传统的医学知识。本书不仅收录了众多经典的民间祖传秘方，还通过彩图的形式，直观地展示了中药材的形态和特性，以便读者能够更加深入地了解中医的精髓，为广大读者提供既科学又实用的中医养生与治病指南。

本书选编了数百个民间祖传秘方，涵盖了儿科、妇科、男科、五官科等多个领域，针对多种常见病、慢性病分门别类地讲解。每个方子按原料、用法（制法）、功效等条目进行阐述，让读者一目了然。书中配有大量高清原生态中药材植物彩图，能够帮助读者更好地了解中药材的形态和特性。本书由多位中医名家联合编写，确保内容的准确性和可靠性。

在编撰过程中，我们力求保持秘方的原貌和真实性，同时结合现代医学知识，对部分方剂做了科学的解释和说明。希望通过这种方式，让读者能够在使用这些秘方时，既能感受到传统文化的魅力，又能确保用药的安全和有效。另外，需要特别说明的是，国家一级、二级保护野生动物严禁入药。本书收录的秘方中涉及鹿茸、鹿角、鹿角霜、麝香、穿山甲、羚羊角等药材的，因这些药材来源于国家法律法规明令禁止捕捉的野生动物，故使用时应以人工繁殖且获得入药许可的物种来代替。根据《国家保护的有益的或者有重要经济、科学研究价值的陆生野生动物名录》中规定的"三有"动物名录，包括但不限于麻雀、青蛙、壁虎、蟾蜍、野鸡、野兔和各种蛇类等共计1924种野生动物，禁止非法捕猎和交易。书中涉及"三有"动物的药方是依古方照录的，方中可能存在部分现禁用的野生动物。针对这种情况，可用具有相似功能的药物替换方中禁用的野生动物。

本书旨在为广大读者提供一本即查即用的家庭必备中医疗养书。无论是医学专业人士，还是普通大众，本书都是一本非常重要的中医参考书籍。它可以帮助读者更好地了解中医文化，掌握中医养生和治病的知识，提高自我保健能力。

我们深知，中医文化博大精深，民间祖传秘方更是其中的精华所在。因此，在编撰本书的过程中，我们始终怀着敬畏之心，力求将每一个秘方都呈现得尽善尽美。读者可以根据自身需要，选择适合自己的药食方，以达到预防和治疗疾病的目的。同时，我们也希望本书能够成为连接传统与现代、科学与文化的桥梁，让更多的人能够从中受益。

最后，我们要感谢为本书付出努力和贡献的所有专家与学者，正是他们的辛勤工作和无私奉献，才使得本书得以顺利完成。同时，我们也要感谢广大读者的支持和关注，希望本书能够成为大家健康生活的良师益友。

本书编委会
2024年5月

目录

第一章
祖传秘方常用药物精选 … 001

补气药 …………………………… 001
补血药 …………………………… 003
补阴药 …………………………… 005
补阳药 …………………………… 007
化痰止咳平喘药 ………………… 010
消食药 …………………………… 011
清热解毒药 ……………………… 012
利水消肿药 ……………………… 014
活血化瘀药 ……………………… 016
芳香化湿药 ……………………… 017
其他 ……………………………… 019

第二章
四季调养祖传秘方 ……… 020

春季调养祖传秘方 ……………… 020
　调养原则 ……………………… 020
　秘方精选 ……………………… 020
夏季调养祖传秘方 ……………… 023
　调养原则 ……………………… 023
　秘方精选 ……………………… 024
秋季调养祖传秘方 ……………… 025
　调养原则 ……………………… 026
　秘方精选 ……………………… 026
冬季调养祖传秘方 ……………… 029
　调养原则 ……………………… 029
　秘方精选 ……………………… 030

第三章
补益类祖传秘方 ………… 033

益气补血 ………………………… 033
　秘方精选 ……………………… 033
补脾胃 …………………………… 038
　秘方精选 ……………………… 038
补肺阴 …………………………… 044
　秘方精选 ……………………… 044
补肝肾 …………………………… 048
　秘方精选 ……………………… 048
滋阴壮阳 ………………………… 053
　秘方精选 ……………………… 053

第四章
美容保健祖传秘方 ……… 060

美肤驻颜 ………………………… 060
　秘方精选 ……………………… 060

乌须黑发 062
秘方精选 062

明眸固齿 064
秘方精选 064

益智健脑 066
秘方精选 066

养心安神 068
秘方精选 068

瘦身减肥 073
秘方精选 073

女性丰胸 076
秘方精选 076

抗衰益寿 079
秘方精选 079

第五章
急性病症祖传秘方 085

痢疾 085
症状分析 085
秘方精选 085

腹痛 087
症状分析 087
秘方精选 087

呕吐 088
症状分析 088
秘方精选 088

虫类咬伤 090
症状分析 090
秘方精选 091

蛇咬伤 091
症状分析 091
秘方精选 092

跌打损伤 092
症状分析 092
秘方精选 092

烧烫伤 094
症状分析 094
秘方精选 094

鼻出血 095
症状分析 095
秘方精选 095

第六章
内科病祖传秘方 096

肺炎 096
症状分析 096
秘方精选 096

感冒 097
症状分析 097
秘方精选 097

咳嗽 100
症状分析 100
秘方精选 100

哮喘 101
症状分析 101
秘方精选 102

支气管炎 103
症状分析 103
秘方精选 104

高血压 105

症状分析 ………………… 105	秘方精选 ………………… 117
秘方精选 ………………… 105	**肾炎** **119**
低血压 **107**	症状分析 ………………… 119
症状分析 ………………… 107	秘方精选 ………………… 119
秘方精选 ………………… 107	**泌尿系结石** **119**
冠心病 **108**	症状分析 ………………… 119
症状分析 ………………… 108	秘方精选 ………………… 120
秘方精选 ………………… 108	**糖尿病** **120**
高脂血症 **109**	症状分析 ………………… 120
症状分析 ………………… 109	秘方精选 ………………… 120
秘方精选 ………………… 109	**痛风** **121**
胃痛 **110**	症状分析 ………………… 121
症状分析 ………………… 110	秘方精选 ………………… 121
秘方精选 ………………… 110	**头痛** **122**
慢性胃炎 **111**	症状分析 ………………… 122
症状分析 ………………… 111	秘方精选 ………………… 122
秘方精选 ………………… 112	**便秘** **123**
急性胃肠炎 **112**	症状分析 ………………… 123
症状分析 ………………… 112	秘方精选 ………………… 123
秘方精选 ………………… 113	
消化不良 **114**	**第七章**
症状分析 ………………… 114	**外科病祖传秘方** ………… **124**
秘方精选 ………………… 114	
胆囊炎 **114**	**疔疮** **124**
症状分析 ………………… 114	症状分析 ………………… 124
秘方精选 ………………… 115	秘方精选 ………………… 124
肝炎 **116**	**类风湿性关节炎** **125**
症状分析 ………………… 116	症状分析 ………………… 125
秘方精选 ………………… 116	秘方精选 ………………… 125
脂肪肝 **116**	**风湿性关节炎** **127**
症状分析 ………………… 116	症状分析 ………………… 127

秘方精选 …………………… 127

第八章
五官科病祖传秘方 ………… 129

沙眼 …………………………… 129
  症状分析 …………………… 129
  秘方精选 …………………… 129
青光眼 ………………………… 130
  症状分析 …………………… 130
  秘方精选 …………………… 130
白内障 ………………………… 130
  症状分析 …………………… 130
  秘方精选 …………………… 131
角膜炎 ………………………… 131
  症状分析 …………………… 131
  秘方精选 …………………… 132
中耳炎 ………………………… 132
  症状分析 …………………… 132
  秘方精选 …………………… 133
耳鸣 …………………………… 133
  症状分析 …………………… 133
  秘方精选 …………………… 134
鼻炎 …………………………… 134
  症状分析 …………………… 134
  秘方精选 …………………… 135
咽炎 …………………………… 135
  症状分析 …………………… 135
  秘方精选 …………………… 136
牙痛 …………………………… 137
  症状分析 …………………… 137
  秘方精选 …………………… 137

牙龈肿痛 ……………………… 139
  症状分析 …………………… 139
  秘方精选 …………………… 139
口腔溃疡 ……………………… 140
  症状分析 …………………… 140
  秘方精选 …………………… 140
牙周炎 ………………………… 140
  症状分析 …………………… 140
  秘方精选 …………………… 141

第九章
皮肤科病祖传秘方 ………… 142

湿疹 …………………………… 142
  症状分析 …………………… 142
  秘方精选 …………………… 142
白癜风 ………………………… 143
  症状分析 …………………… 143
  秘方精选 …………………… 143
脂溢性皮炎 …………………… 144
  症状分析 …………………… 144
  秘方精选 …………………… 144
痤疮 …………………………… 146
  症状分析 …………………… 146
  秘方精选 …………………… 146
痱子 …………………………… 147
  症状分析 …………………… 147
  秘方精选 …………………… 147
冻疮 …………………………… 148
  症状分析 …………………… 148
  秘方精选 …………………… 148
手足皲裂 ……………………… 149

症状分析 ········· 149
秘方精选 ········· 149
头皮痒、头皮屑多 ········· **150**
症状分析 ········· 150
秘方精选 ········· 150
脱发 ········· **151**
症状分析 ········· 151
秘方精选 ········· 151
鸡眼 ········· **151**
症状分析 ········· 151
秘方精选 ········· 152
腋臭 ········· **152**
症状分析 ········· 152
秘方精选 ········· 153

第十章
妇产科病祖传秘方 ········· 154

闭经 ········· **154**
症状分析 ········· 154
秘方精选 ········· 154
月经不调 ········· **155**
症状分析 ········· 155
秘方精选 ········· 155
外阴瘙痒 ········· **155**
症状分析 ········· 155
秘方精选 ········· 156
盆腔炎 ········· **156**
症状分析 ········· 156
秘方精选 ········· 157
乳腺炎 ········· **159**
症状分析 ········· 159

秘方精选 ········· 159
乳腺增生 ········· **160**
症状分析 ········· 160
秘方精选 ········· 160
不孕症 ········· **161**
症状分析 ········· 161
秘方精选 ········· 161
更年期综合征 ········· **162**
症状分析 ········· 162
秘方精选 ········· 162
女性性冷淡 ········· **163**
症状分析 ········· 163
秘方精选 ········· 163
产后缺乳 ········· **164**
症状分析 ········· 164
秘方精选 ········· 165

第十一章
男科病祖传秘方 ········· 166

遗精 ········· **166**
症状分析 ········· 166
秘方精选 ········· 166
早泄 ········· **166**
症状分析 ········· 166
秘方精选 ········· 167
前列腺炎 ········· **168**
症状分析 ········· 168
秘方精选 ········· 168
不育症 ········· **169**
症状分析 ········· 169
秘方精选 ········· 169

男性性欲低下 ·········· 170
    症状分析 ·········· 170
    秘方精选 ·········· 170

第十二章
亚健康祖传秘方 ·········· 171

失眠多梦 ·········· 171
    症状分析 ·········· 171
    秘方精选 ·········· 171
焦虑心烦 ·········· 172
    症状分析 ·········· 172
    秘方精选 ·········· 172
头晕目眩 ·········· 173
    症状分析 ·········· 173
    秘方精选 ·········· 173
精神抑郁 ·········· 174
    症状分析 ·········· 174
    秘方精选 ·········· 174

疲劳嗜睡 ·········· 175
    症状分析 ·········· 175
    秘方精选 ·········· 175
免疫力低下 ·········· 175
    症状分析 ·········· 175
    秘方精选 ·········· 176
手足冰凉 ·········· 176
    症状分析 ·········· 176
    秘方精选 ·········· 176
脾胃虚弱 ·········· 177
    症状分析 ·········· 177
    秘方精选 ·········· 177
体虚水肿 ·········· 178
    症状分析 ·········· 178
    秘方精选 ·········· 178
肥胖症 ·········· 179
    症状分析 ·········· 179
    秘方精选 ·········· 179

第一章
祖传秘方常用药物精选

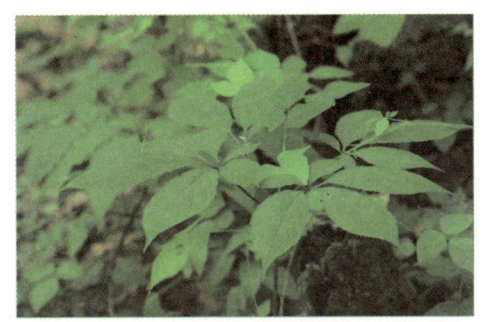

人参叶

补气药

补气又称益气，是中医学调理气虚证的方法。饮食失调等原因可导致人体气虚，表现为腰膝酸软、头晕眼花、脉象细弱、四肢发冷、心烦意乱、脸色差、身体疲乏等。人体气虚的后果就是身体早衰、免疫力下降、易生病等。调理气虚，可选用以下中草药。

太子参

石竹科植物孩儿参的块根。味甘、苦，性微温、平。具有补气益血、健脾生津的功效。用于气虚津伤、胃阴不足引起的食少体倦、肺虚咳嗽、心悸盗汗等。

用法：10~30克，水煎服。

人参

五加科植物人参的干燥根。味甘、微苦，性微温。具有补气救脱、补脾益肺、生津止渴、安神益智的功效。用于体虚欲脱、肢冷脉微、脾虚少食、肺虚喘咳、津伤口渴、久病虚羸、阳痿宫冷等。

用法：3~9克，水煎服。

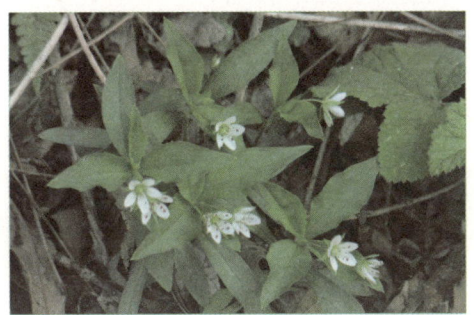

孩儿参

人参叶

五加科植物人参的叶。味苦、甘，性寒。具有补气、益肺、祛暑、生津的功效。用于气虚咳嗽、暑热烦躁、津伤口渴、头目不清、四肢倦乏等。

用法：3~10克，水煎服。

党参

桔梗科植物党参的干燥根。味甘，性平。具有益气、生津、养血的功效。用于体虚倦怠、食少便溏、咳嗽气喘、气短口渴、面色萎黄、头晕心悸等。

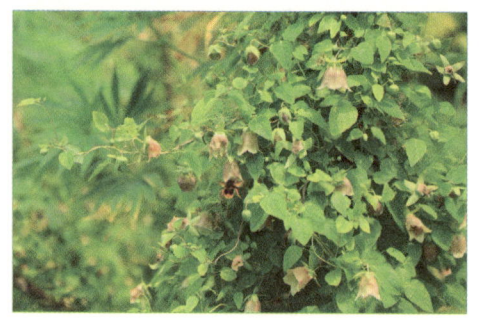

党参

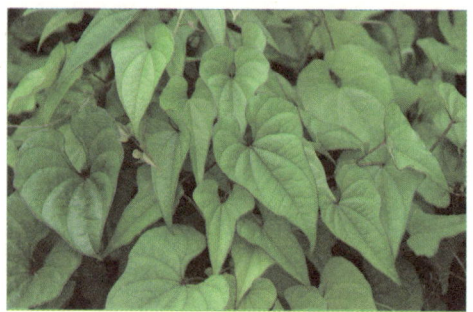

薯蓣

用法：10～30克，水煎服。

竹节参

五加科植物竹节参的根茎。味甘、微苦，性温。具有滋补强壮、止咳化痰、散瘀止血的功效。用于病后虚弱、劳嗽咯血、咳嗽痰多、跌打损伤等。

用法：6～9克，水煎服，或浸酒。

津的功效。用于脾虚泄泻、久痢、虚劳咳嗽、消渴、遗精带下、小便频数等。

用法：10～30克，水煎服。

黄芪

豆科植物膜荚黄芪或蒙古黄芪的根。味甘，性微温。具有补气升阳、固表止汗、利水消肿、托毒排脓的功效。用于自汗、盗汗、血痹、浮肿、内伤劳倦、脾虚泄泻、脱肛等。

用法：10～15克，水煎服。

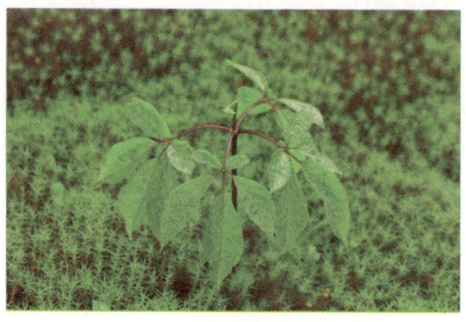

竹节参

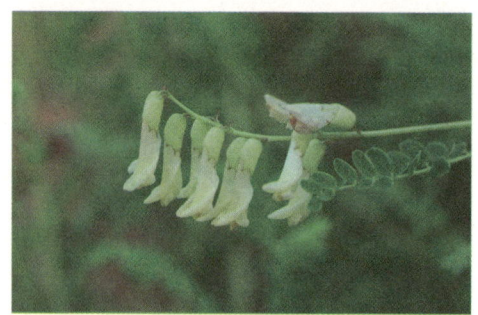

膜荚黄芪

山药

薯蓣科植物薯蓣的根茎。味甘，性平。具有补脾养胃、益气固肾、养阴生

五味子

木兰科植物五味子或华中五味子的

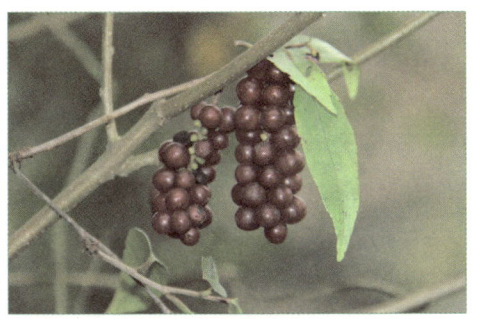

五味子

干燥成熟果实。味酸、甘,性温。具有收敛固涩、益气生津、补肾宁心的功效。用于肺虚咳嗽、津亏口渴、自汗、慢性腹泻、神经衰弱等。

用法:3~9克,水煎服。

白术

菊科植物白术的根茎。味苦、甘,性温。具有健脾益气、燥湿利水、止汗、安胎的功效。用于脾虚食少、腹胀泄泻、痰饮眩悸、水肿、自汗、胎动不安等。

用法:10~15克,水煎服。

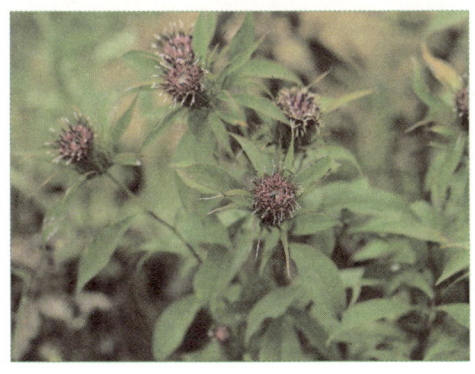

白术

补血药

补血药又称养血药,是治疗血虚证的常用药物。具有滋养生血,调节心、肝、脾,辅助血液生化的功能。失血过多、脾功能衰弱、血液生化不足等原因,可导致血虚证,表现为面色苍白或萎黄、唇舌指甲色淡无华、头晕眼花、心悸、失眠、手脚发麻等。补血药代表如下:

当归

伞形科植物当归的干燥根。味甘、辛,性温。具有补血、活血止痛、养血润燥、滑肠通便的功效。用于头昏目眩、心悸、疲倦、血虚腹痛、月经不调、跌打损伤、风湿痹痛、冠心病、心绞痛等。

用法:5~15克,水煎服。

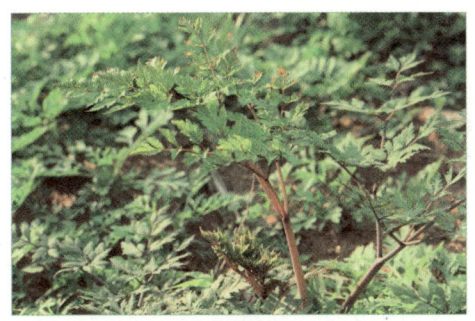

当归

何首乌

蓼科植物何首乌的干燥块根。味苦、甘、涩,性温。多用制品,具有

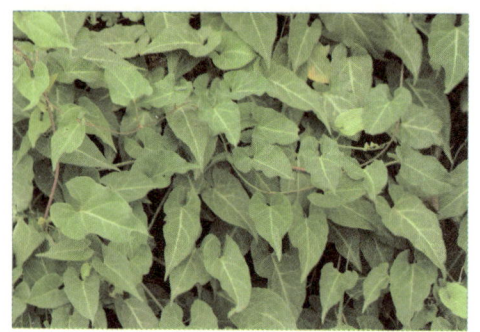

何首乌

补肝肾、益精血、壮筋骨、涩精止带的功效。用于腰膝酸软、头晕眼花、须发早白、遗精、崩漏带下等。

用法：6～12克，水煎服。

熟地黄

玄参科植物地黄的干燥根。味甘，性微温。具有滋阴补血、益精填髓的功效。用于血虚萎黄、头晕目眩、心悸失眠、月经不调、崩漏等。

用法：10～30克，水煎服。

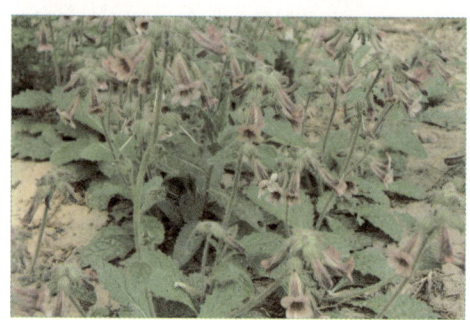

地黄

阿胶

马科动物驴去毛的皮经煎煮、浓缩制成的固体胶。味甘，性平。具有补血止血、滋阴安胎、润燥的功效。用于血虚萎黄、眩晕心悸、肌痿无力、心烦不眠、肺燥咳嗽、劳嗽咯血、吐血、尿血、便血、崩漏等。

用法：3～9克，烊化入汤冲服。

桑椹

桑科植物桑树的成熟果实。味甘、酸，性寒。具有滋阴补血、生津润肠的功效。用于阴亏血虚引起的眼目昏花、眩晕、耳鸣、失眠、须发早白、脑力衰退、遗精及便秘等。

用法：10～15克，水煎服。

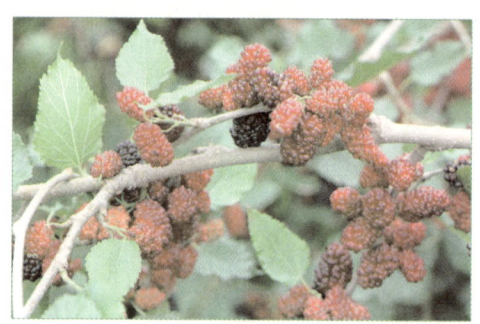

桑椹

枸杞子

茄科植物枸杞的成熟果实。味甘，性平。具有滋补肝肾、益精明目的功效。用于虚劳精亏、腰膝酸痛、眩晕耳鸣、内热消渴、血虚萎黄、目昏不明等。

用法：10～15克，水煎服，或浸酒服。

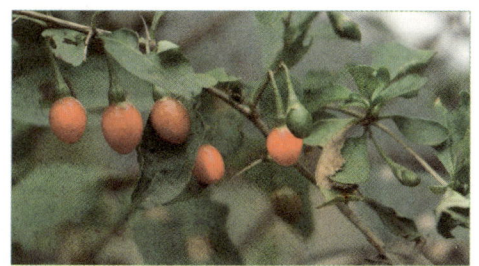

枸杞子

白芍

毛茛科植物芍药的根。味苦、酸，性凉。具有养血柔肝、缓中止痛、敛阴收汗的功效。用于胸腹胁肋疼痛、泻痢、自汗盗汗、阴虚发热、月经不调、崩漏带下等。

用法：6～15克，水煎服。

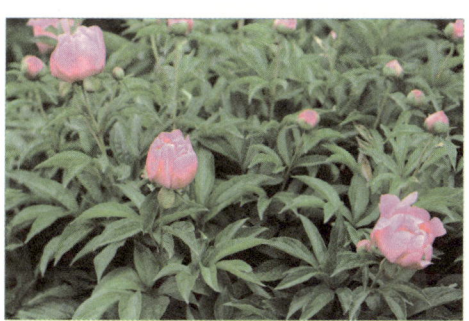

白芍

补阴药

补阴药是指具有滋养阴液功能，能治疗阴虚证，并有生津润燥作用的药物。阴虚证是人体阴液不足之证，表现为口干喜冷饮、烦躁、身热、手脚心热、大便燥结、舌红而干等。按脏腑的不同，阴虚证可分为胃阴虚、心阴虚、肺阴虚、肾阴虚等。补阴药代表如下：

北沙参

伞形科植物珊瑚菜的根。味甘、微苦，性微寒。具有养阴清肺、益胃生津的功效。用于肺热燥咳、劳嗽痰血、热病津伤、咽干口渴等。

用法：4.5～9克，水煎服。

南沙参

桔梗科植物杏叶沙参的根。味甘，性微寒。具有养阴清肺、化痰止咳的功效。用于燥热咳嗽、干咳少痰或咯血，以及热病伤阴所致的舌红少津、咽干口燥、食少纳呆等。

用法：10～15克，水煎服。

黄精

百合科植物黄精的根茎。味甘，性平。具有补脾益气、润肺生津的功效。用于脾胃虚弱、肺虚燥咳、内热消渴、体虚乏力、心悸气短、腰膝酸软、须发早白、头晕耳鸣等。

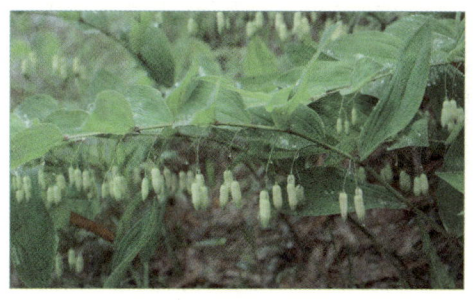

黄精

用法：10～30克，水煎服。

玉竹

百合科植物玉竹的根茎。味甘，性寒。具有养阴润燥、生津止渴的功效。用于肺胃阴伤、燥热咳嗽、咽干口渴、内热消渴、肺癌及其他肿瘤。

用法：10～15克，水煎服。

麦冬

百合科植物阔叶麦冬的块根。味甘、微苦，性微寒。具有养阴清热、润肺止咳的功效。用于热病伤津、心烦、口渴、咽干、肺热燥咳、肺结核咯血、咽喉痛等。

用法：10～15克，水煎服。

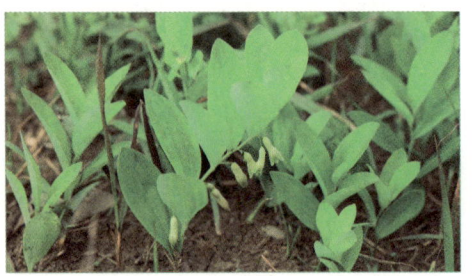

玉竹

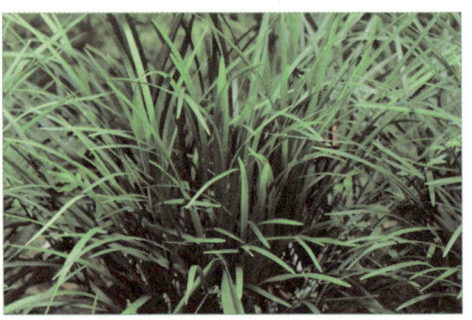

麦冬

铁皮石斛

兰科植物铁皮石斛的茎。味甘、淡、微咸，性寒。具有滋阴清热、生津止渴的功效。用于热病伤津、口干舌燥、病后虚热、干呕等。

用法：6～12克，鲜品可用至30克，水煎服。

百合

百合科植物百合的鳞叶。味甘、微苦，性微寒。具有润肺止咳、宁心安神、美容养颜、清热凉血的功效。用于肺燥、肺热咳嗽、热病后余热未清、心烦口渴、失眠多梦等。

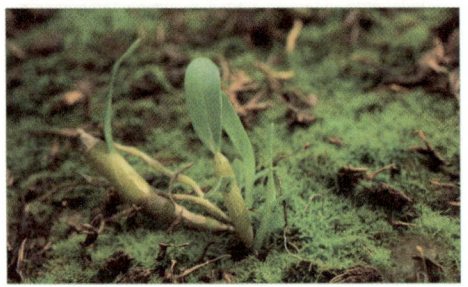

铁皮石斛

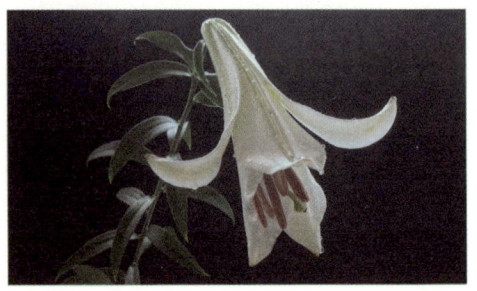

百合

用法：10～15克，水煎服。

鳖甲

鳖科动物鳖的背甲。味咸，性微寒。具有滋阴补阳、软坚散结、退热除蒸的功效。用于阴虚发热、劳热骨蒸、虚风内动、经闭、症瘕、久疟疟母等。

用法：10～30克，水煎服。宜打碎先煎。

补阳药

补阳药是指扶助人体阳气，消除或改善阳虚或肾阳不足的药物。肾阳为诸阳之首，对人体各脏腑起着温煦、生化的作用。人体阳气不足时，常表现为阳痿滑精、腰膝痠软、四肢易冷、小便频数、五更泄泻等。

补阳药性味多甘温、咸温或辛热，一般具有强筋骨、益精髓、壮阳事、抗衰老的作用。补阳药代表如下：

鹿茸

鹿科动物梅花鹿或马鹿的雄鹿未骨化、密生茸毛的幼角。味甘、咸，性温。具有温肾壮阳、生精益血、补髓生骨的功效。用于阳痿滑精、宫冷不孕、羸瘦、神疲、畏寒、眩晕、耳鸣耳聋、腰脊冷痛、筋骨痿软、崩漏带下等。

用法：1～3克，研末服。

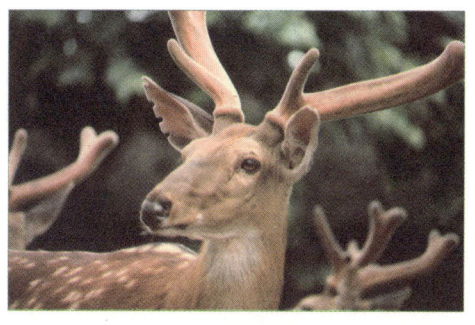

梅花鹿

海马

海龙科动物线纹海马、刺海马、大海马等除去皮膜及内脏的干燥体。味甘、咸，性温。具有温肾壮阳、散结消肿的功效。用于阳痿、遗尿、肾虚作喘、症瘕积聚、跌仆损伤、痈肿疔疮等。

用法：3～9克，水煎服。

海狗肾

海狗科动物海狗或海豹科动物海豹的雄性外生殖器。味咸，性热。具有补肾壮阳、益精补髓的功效。用于虚劳伤损、阳痿精衰、腰膝痿弱等。

用法：3～10克，水煎服，或浸酒，入丸、散。

肉苁蓉

列当科植物肉苁蓉的干燥带鳞叶的肉质茎。味甘、咸，性温。具有补肾阳、益精血、润肠通便的功效。用于肾阳不足、精血亏虚、阳痿、不孕、筋骨无力、小儿五迟、津枯肠燥

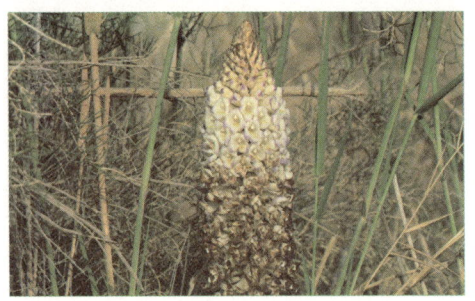

肉苁蓉

型便秘等。

用法：10～20克，水煎服，或入丸剂。

冬虫夏草

麦角菌科真菌冬虫夏草寄生在蝙蝠蛾科昆虫幼体上的子座及幼虫尸体的干燥复合体。味甘，性平。具有补肺益肾、止血化痰的功效。用于久咳虚喘、劳嗽痰血、腰膝酸痛、阳痿遗精、神疲食少等。

用法：5～10克，水煎服，或浸酒。

锁阳

锁阳科植物锁阳的肉质茎。味甘，性温。具有补肾助阳、益精养血、润肠通便的功效。用于骨蒸潮热、腿膝痿弱无力、肾虚阳痿、血枯便秘等。

用法：10～15克，水煎服。

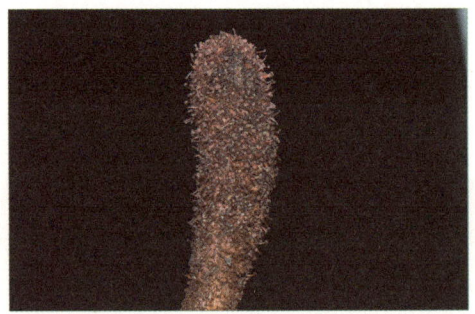

锁阳

仙茅

石蒜科植物仙茅的干燥根茎。味辛，性热。具有补肾壮阳、强筋健骨、祛寒除湿的功效。用于阳痿精冷、筋骨痿软、腰膝冷痹、阳虚冷泻等。

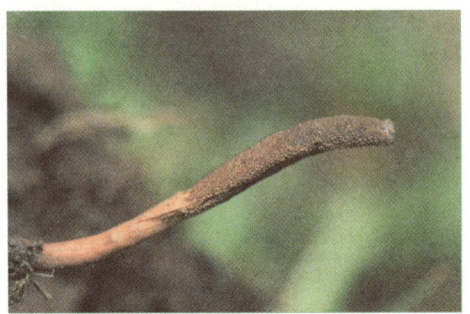

冬虫夏草

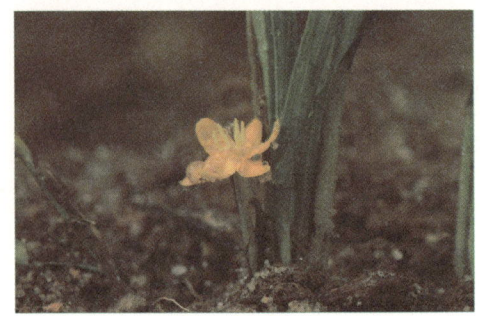

仙茅

用法：3~9克，水煎服，或浸酒。

杜仲

杜仲科植物杜仲的根皮。味甘、微辛，性温。具有补肝益肾、强筋健骨、暖宫安胎的功效。用于肝肾不足、腰痛膝软、胎动不安等。

用法：10~15克，水煎服，或浸酒，入丸、散。

淫羊藿

小檗科植物淫羊藿、箭叶淫羊藿、心叶淫羊藿的全草。味辛、甘，性温。具有补肾阳、强筋骨、祛风湿的功效。用于阳痿遗精、筋骨痿软、风湿痹痛、麻木拘挛、围绝经期高血压等。

用法：5~10克，水煎服，或浸酒，入丸、散。

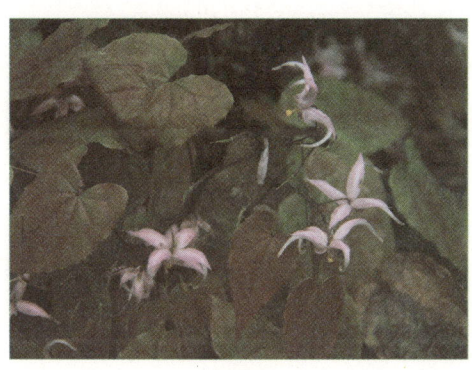

淫羊藿

雪莲花

菊科植物绵头雪莲花、大苞雪莲

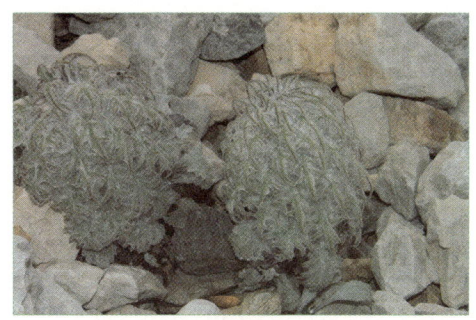

雪莲花

花、水母雪莲花等同属植物的带花全株。味甘、苦，性温。具有除寒壮阳、调经止血的功效。用于阳痿、腰膝酸软、崩漏带下、月经不调、风湿性关节炎、外伤出血等。

用法：5~15克，水煎服，或浸酒。

哈蟆油

蛙科动物中国林蛙雌蛙的输卵管。味甘、咸，性平。具有补肾益精、养阴润肺的功效。用于病后产后虚弱、肺痨咳嗽、吐血、盗汗等。

用法：5~15克，用水浸泡，炖

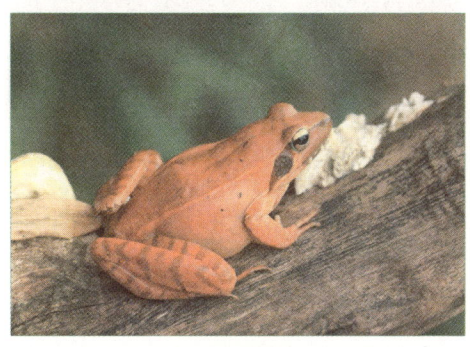

中国林蛙

汤，或入丸剂。

化痰止咳平喘药

化痰止咳平喘药包括两类：一是化痰药，指以祛痰或消痰为主的药物；二是止咳平喘药，指能缓和或制止咳嗽、喘息的药物。咳嗽和痰喘为肺、支气管、气管等呼吸器官发生疾病的主要表现，导致痰饮的心肾疾病也可令人出现喘促的症状。化痰止咳平喘药代表如下：

川贝母

百合科植物暗紫贝母的鳞茎。味苦、甘，性微寒。具有清热润肺、化痰止咳的功效。用于肺热燥咳、干咳少痰、阴虚劳嗽、咳痰带血等。

用法：3～10克，水煎服。

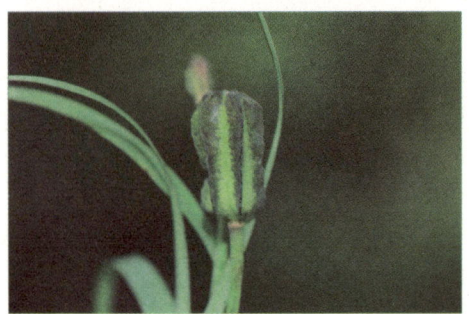

暗紫贝母

罗汉果

葫芦科植物罗汉果的果实。味甘，性凉。具有清热润肺、滑肠通便的功效。用于肺火燥咳、咽痛失音、肠燥便

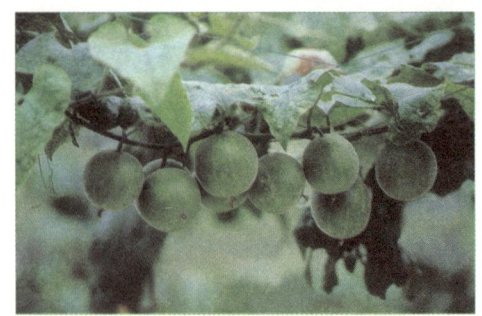

罗汉果

秘、百日咳、肺痈等。

用法：10～20克，水煎服。

苦杏仁

蔷薇科植物杏的种子。味苦，性温。具有降气止咳平喘、润肠通便的功效。用于咳嗽气喘、胸满痰多、血虚津枯、肠燥便秘等。

用法：3～10克，水煎服。有小毒，忌过量服用。

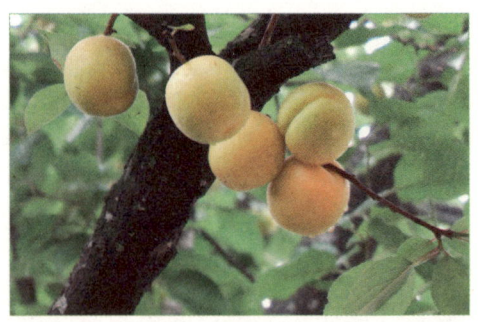

杏

桔梗

桔梗科植物桔梗的根。味苦、辛，性平。具有宣肺祛痰、利咽排脓

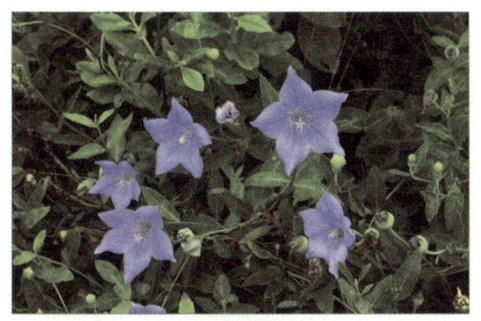

桔梗

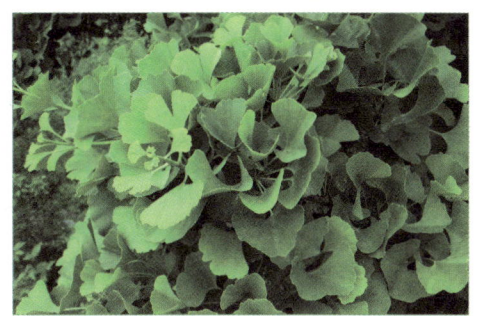

银杏

的功效。用于咳嗽痰多、胸闷不畅、咽喉肿痛、痢疾腹痛、小便癃闭、肺脓肿、支气管炎、胸膜炎等。

用法：3～10克，水煎服。

胖大海

梧桐科植物胖大海的种子。味甘、淡，性寒。具有清肺热、利咽喉、清肠通便的功效。用于干咳无痰、咽痛音哑、慢性咽炎、热结便秘等。

用法：每次1～2个，沸水泡服。

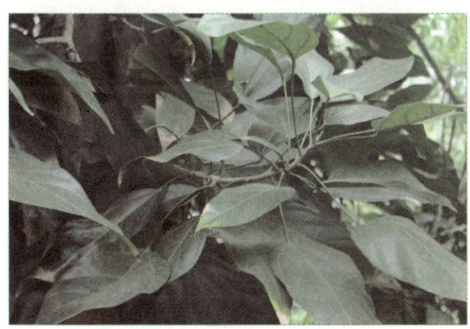

胖大海

白果

银杏科植物银杏的成熟种子。味甘、苦、涩，性平。具有敛肺气、定痰喘、止带浊、缩小便的功效。用于支气管炎、哮喘、痰嗽、带下、白浊、小便频数、遗尿等。

用法：5～10克，水煎服。有毒，忌过量服用。

消食药

消食药又称消导药，是指以消食化积、增进食欲为主要功效的药物。饮食不节等原因可致食积停滞不化，表现为脘腹胀满、嗳腐吞酸、恶心呕吐、不思饮食、大便失常等。服用消食药可导行积滞，助消化。消食药代表如下：

鸡内金

雉科动物家鸡的砂囊内壁。味甘，性平。具有消食健胃、涩精止遗的功效。用于消化不良、食积腹胀、脾虚腹泻、泌尿系统结石、遗精、小儿遗尿等。

用法：3～10克，水煎服；1.5～

3克,研末服。

山楂

蔷薇科植物山楂的果实。味涩、微酸、甘,性微温。具有消食健胃、活血散瘀的功效。用于肉食积滞、胃脘胀满、泻痢腹痛、瘀血经闭、产后瘀阻、心腹刺痛、疝气疼痛、高脂血症、高血压、冠心病等。

用法：6~15克,水煎服。

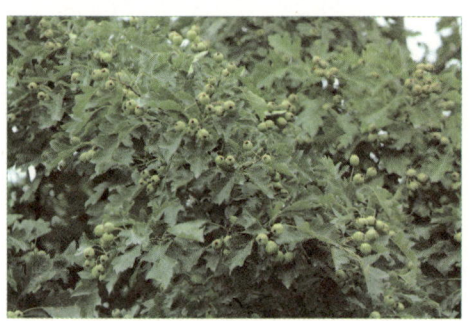

山楂

莱菔子

十字花科植物萝卜的干燥成熟种子。味辛、甘,性平。具有消食除胀、降气化痰的功效。用于饮食停滞、脘腹胀痛、大便秘结、积滞泻痢、痰壅喘咳。

用法：4.5~9克,水煎服,或入丸、散。

麦芽

禾本科植物大麦的成熟果实经发芽干燥而得。味甘,性平。具有行气消食、健脾开胃、退乳消胀的功效。用于食积不消、脘腹胀痛、脾虚食少、乳汁郁积、乳房胀痛、妇女回乳等。

用法：10~15克,大剂量可用至30~120克,水煎服,或入丸、散。

谷芽

禾本科植物粟的成熟果实经发芽干燥而得。味甘,性温。具有消食和中、健脾开胃的功效。用于食积不消、腹胀口臭、脾胃虚弱、不饥食少等。

用法：10~15克,大剂量可用至30克,水煎服。

清热解毒药

能清解热毒或火毒的药物称清热解毒药。这里的"毒",不是指毒物,而是指热毒、火毒之邪。清热解毒药性寒凉,具有清热泻火、凉血、解毒、清虚热等功效。用于高热烦渴、阴虚内热、痈疮疔肿、温毒发斑、丹毒、热毒下痢等。清热解毒药代表如下：

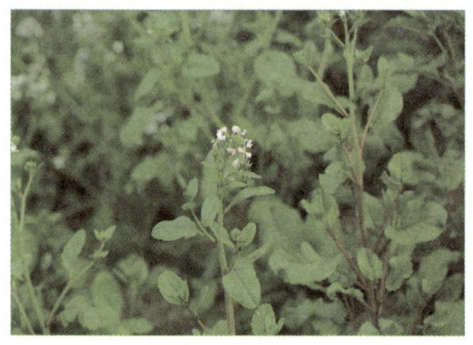

萝卜

金银花

忍冬科植物忍冬的花蕾。味甘，性寒。具有清热解毒、疏散风热的功效。用于外感风热及疮痈、热血毒痢、丹毒、喉痹、风热感冒、温病发热等。

用法：10～15克，水煎服。

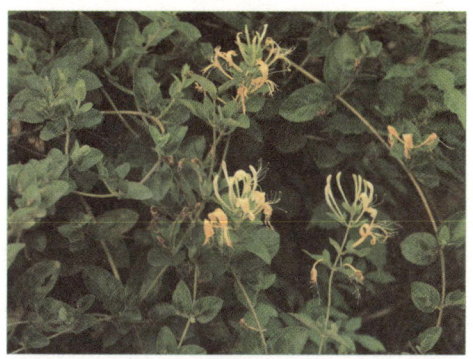

金银花

蒲公英

菊科植物蒲公英的全草。味苦、甘，性寒。具有清热解毒、消肿散结、利湿通淋的功效。用于热毒疮痈、目赤咽肿、口舌生疮、乳痈肿痛、肺痈咳吐脓血、肠痈腹痛、发热、热淋涩痛、湿热发黄等。

用法：10～30克，水煎服。

木蝴蝶

紫葳科植物木蝴蝶的成熟种子。味苦、甘，性凉。具有清肺利咽、疏肝和胃的功效。用于肺热咳嗽、喉痹、音哑、肝胃气痛等。

用法：6～9克，水煎服。

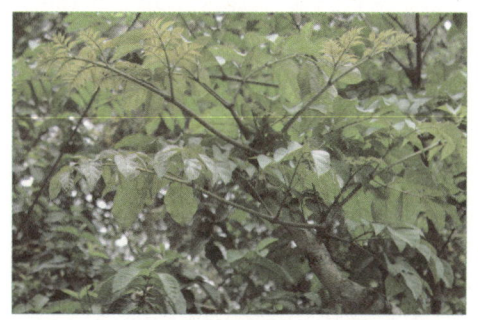

木蝴蝶

黄连

毛茛科植物黄连的根茎。味苦，性寒。具有清热燥湿、泻火解毒、清心除烦、养肝明目的功效。用于湿热痞满、呕吐、泻痢、黄疸、高热神昏、心烦不寐、血热吐衄、牙痛、痈肿疔疮等。

用法：3～10克，水煎服。

鱼腥草

三白草科植物蕺菜的全草。味辛，性微寒。具有清热解毒、消痈排

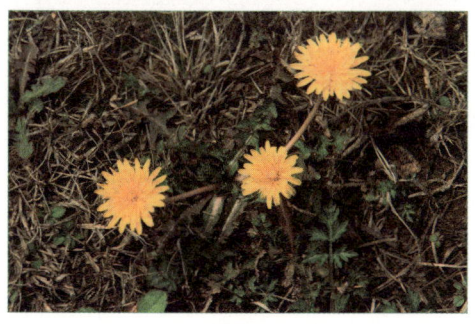

蒲公英

第一章　祖传秘方常用药物精选

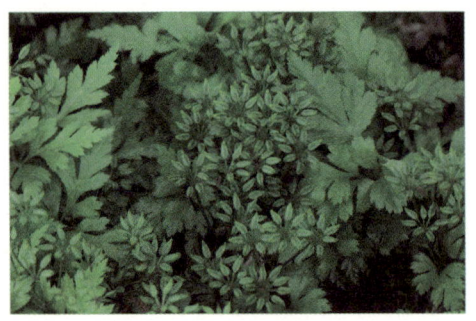

黄连（粗叶）

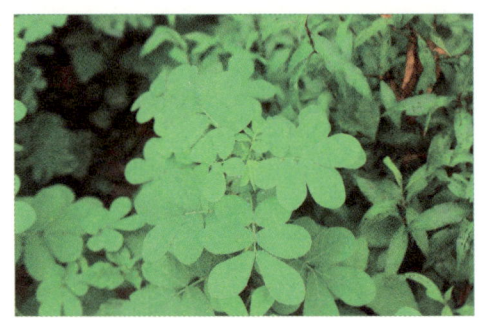

钝叶决明

脓、利尿通淋的功效。用于肺痈吐脓、痰热喘咳、热痢、热淋、痈肿疮毒等。

用法：15～30克，水煎服。

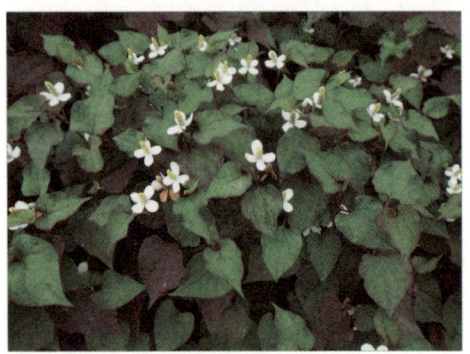

鱼腥草

决明子

豆科植物钝叶决明或小叶决明的干燥成熟种子。味甘、苦、咸，性微寒。具有清肝明目、润肠通便的功效。用于目赤涩痛、羞明多泪、头痛眩晕、目暗不明、大便秘结、高血压等。

用法：5～10克，水煎服。

板蓝根

十字花科植物菘蓝的干燥根。味苦，性寒。具有清热解毒、凉血利咽的功效。用于温毒发斑、舌绛紫暗、痄腮、喉痹、丹毒、痈肿等。

用法：15～30克，水煎服。

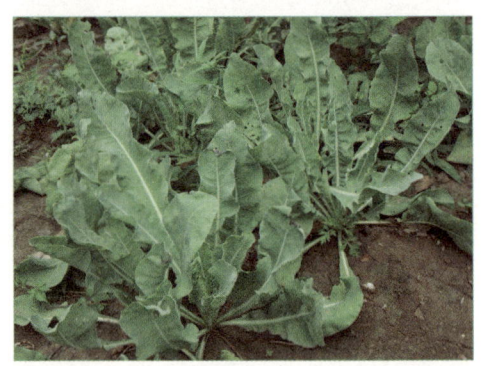

板蓝根

利水消肿药

凡以利水消肿为主要功效的药物，称利水消肿药。本类药物最突出的特点是能利小便，使排尿通畅，排尿量增多，继而起到消水肿的作用，主要用于治水湿内停之水肿、小便不利、泄泻、痰饮等病症。利水消肿药代表如下：

茯苓

多孔菌科真菌茯苓的干燥菌核。味甘、淡，性平。具有利水渗湿、健脾宁心的功效。用于水肿尿少、痰饮眩悸、脾虚食少、便溏泄泻、心神不安、惊悸失眠等。

用法：6~12克，水煎服。

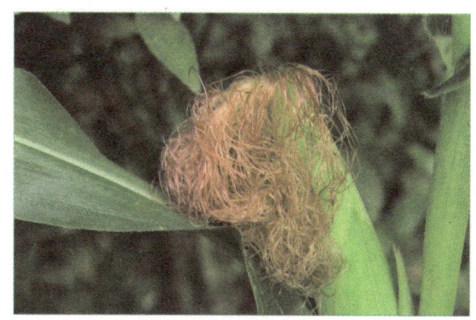

玉米须

薏苡仁

禾本科植物薏苡的干燥成熟种仁。味甘、淡，性凉。具有利水渗湿、健脾止泻、清热排脓的功效。用于泄泻、湿痹、筋脉拘挛、屈伸不利、浮肿、脚气、肺痈、肠痈、淋浊、带下等。

用法：10~30克，水煎服。

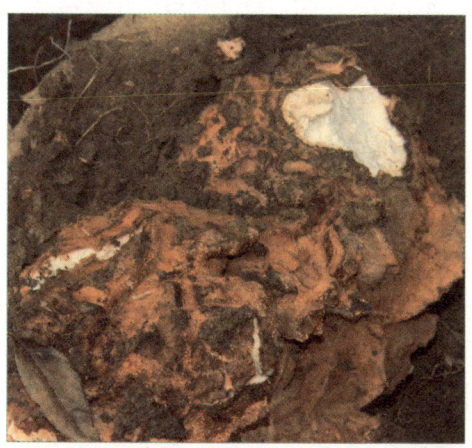

茯苓

玉米须

禾本科植物玉蜀黍的花柱和柱头。味甘，性平。具有利水消肿、清肝利胆、利尿泄热的功效。用于水肿、小便不利、湿热黄疸、脚气、高血压、胆结石、糖尿病等。

用法：30~60克，水煎服。

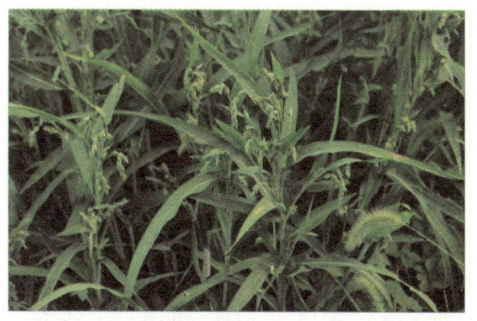

薏苡

车前子

车前科植物车前或平车前的干燥成熟种子。味甘，性微寒。具有清热利尿、渗湿通淋、清肝明目、清肺化痰的功效。用于水肿胀满、热淋涩

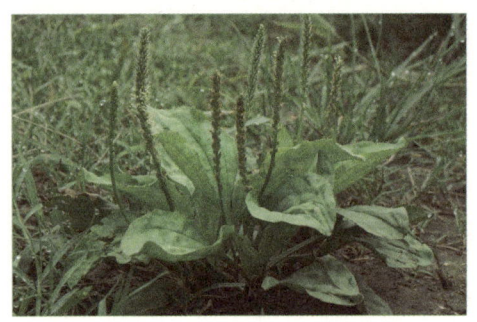

车前

痛、暑湿泄泻、目赤肿痛、痰热咳嗽等。

用法：10～15克，水煎服。

泽泻

泽泻科植物泽泻的块茎。味甘，性寒。具有利水渗湿、泄热的功效。用于小便不利、水肿胀满、呕吐、泻痢、痰饮、脚气、淋病、尿血等。

用法：10～20克，水煎服。

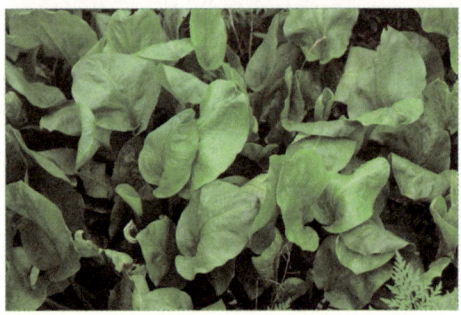

泽泻

活血化瘀药

活血化瘀药又称活血药、化瘀药，以通血脉、促血行、消瘀血为主要功效。中医学认为，瘀血是多种病症的致病因素，如脑卒中、肢体麻木、症瘕积聚、关节痹痛、月经不调等，都与血瘀有关。活血化瘀药代表如下：

丹参

唇形科植物丹参的根及根茎。味苦，性微寒。具有祛瘀止痛、活血通经、清心除烦的功效。用于月经不调、经闭痛经、症瘕积聚、胸腹刺痛、热痹疼痛、疮疡肿痛、肝脾大、心绞痛等。

用法：5～15克，水煎服。

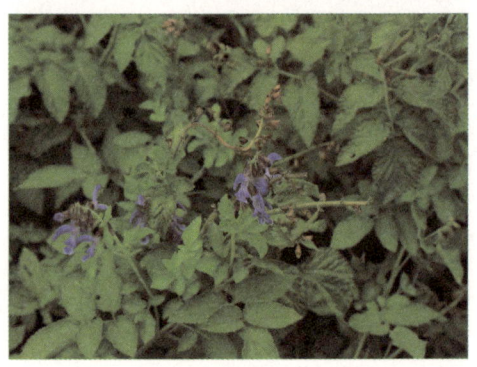

丹参

川芎

伞形科植物川芎的根茎。味辛，性温。具有活血行气、祛风止痛的功效。用于月经不调、经闭痛经、症瘕腹痛、胸胁刺痛、跌仆肿痛、头痛、风湿痹痛等。

用法：3～10克，水煎服。

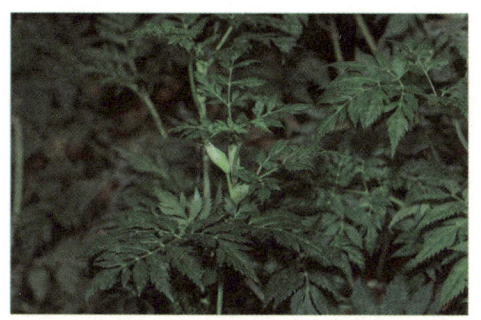

川芎

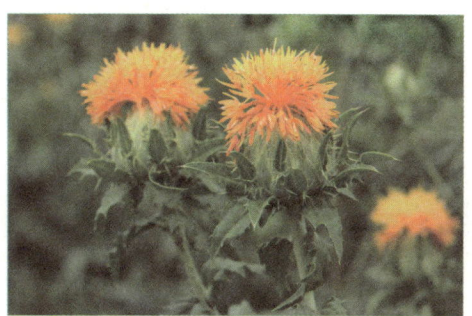

红花

三七

五加科植物三七的根。味甘、微苦，性温。具有散瘀止血、消肿定痛的功效。用于出血症、胸腹刺痛、跌仆肿痛、冠心病、心绞痛、脑出血后遗症等。

用法：1～10克，研末服。

益母草

唇形科植物益母草的地上部分。味辛、微苦，性微寒。具有活血调经、利尿消肿的功效。用于月经不调、痛经、经闭、恶露不尽、水肿尿少、急性肾炎水肿等。

用法：10～15克（大剂量可用至30克），水煎服。

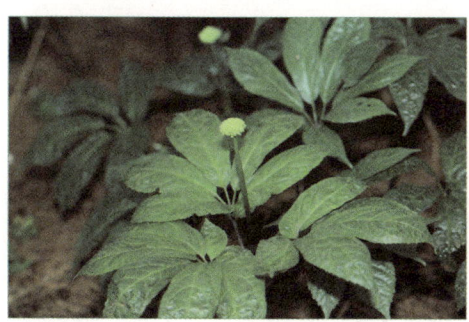

三七

芳香化湿药

凡是以芳香辟浊、化湿醒脾为主要功效的药物，称芳香化湿药。本类药物气味芳香，性偏温燥，起利水渗湿、利尿通淋、利湿退黄等作用。主要用于治疗内湿证，如脾被湿邪所困而致运化失调所引起的脘腹痞满、呕吐泛酸、大便溏泻、食少体倦等。芳香化湿药代表如下：

广藿香

唇形科植物广藿香的地上部分。味辛，性微温。具有芳香化浊、开胃止呕、

红花

菊科植物红花的管状花。味辛，性温。具有活血通经、散瘀止痛的功效。用于经闭、痛经、恶露不行、症瘕痞块、跌打损伤等。

用法：3～9克，水煎服。

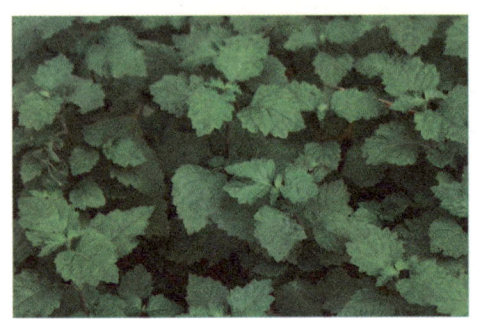

广藿香

发表解暑的功效。用于湿浊中阻、脘痞呕吐、暑湿倦怠、胸闷不舒、寒湿闭暑、腹痛吐泻、鼻渊头痛等。

用法：5～10克（鲜品用量加倍），水煎服。

砂仁

姜科植物阳春砂的果实。味辛，性温。具有化湿开胃、温脾止泻、理气安胎的功效。用于脾胃虚寒、食积不消、呕吐泄泻、妊娠恶阻、胎动不安等。

用法：5～10克，水煎服。

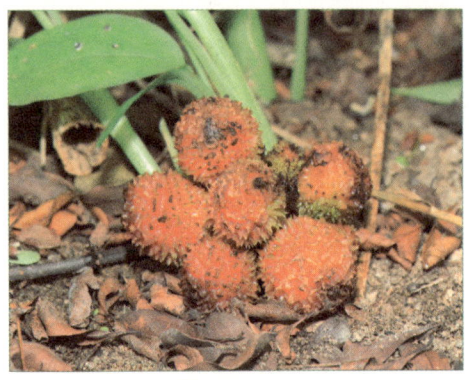

砂仁

草果

姜科植物草果的成熟果实。味辛，性温。具有燥湿散寒、消食化积、除痰截疟的功效。用于寒湿内阻、脘腹胀痛、痞满呕吐、舌苔浊腻、疟疾寒热等。

用法：3～6克，水煎服。

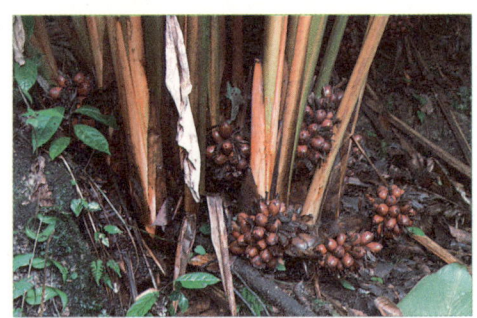

草果

苍术

菊科植物茅苍术的根茎。味辛、苦，性温。具有燥湿健脾、祛风散寒、明目的功效。用于脘腹胀满、泄泻、水肿、脚足痿软、风湿痹痛、风寒感冒、夜盲症等。

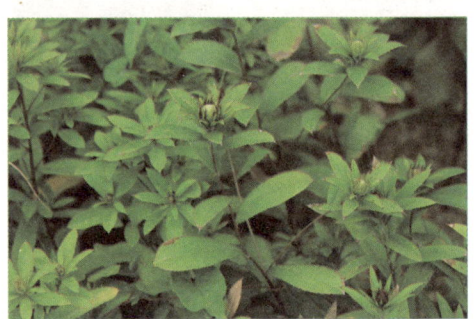

茅苍术

用法：5~10克，水煎服。

其他

木耳

木耳科真菌木耳的子实体。富含膳食纤维、维生素B_2、钙、铁、锌等营养成分。味甘，性平。具有滋阴润肺、益气养胃、活血通络、降低胆固醇等食疗价值。

注意：孕妇不宜多吃。

银耳

木耳科真菌银耳的子实体。含有蛋白质、脂肪、粗纤维、B族维生素等营养成分。味甘，性平。具有补肾强精、益肠胃、补脑提神、延年益寿等食疗价值。

注意：风寒咳嗽者不宜用。

香菇

口蘑科真菌香蕈的子实体。富含钙、磷、铁等矿物质，属于低脂肪、高蛋白食物。味甘，性平。具有补气养血、健脾消食、益肾和胃、防衰老等食疗价值。

注意：脾胃寒湿气滞者慎食。不宜与鹌鹑肉同食。

紫菜

红毛菜科植物甘紫菜的叶状体。所含蛋白质高达每百克26克之多，是鲜蘑菇的9倍。味甘、咸，性寒。具有清肺化痰、降低胆固醇、增强记忆力等食疗价值。碘含量高，常食可防治单纯性甲状腺肿。

注意：胃寒便溏者少食。

豆腐

豆科植物大豆种子的加工制成品。富含蛋白质、脂肪、钙、磷、铁等营养成分，所含脂肪多为不饱和脂肪酸，素有"植物肉"的美称。味甘、淡，性凉。具有益气和中、生津润燥、清热解毒的食疗价值。

注意：长期大量食用本品可致结石。痛风患者慎食。

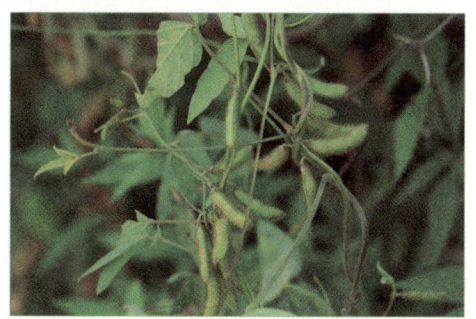

大豆

黑芝麻

脂麻科植物脂麻的种子。含蛋白质、不饱和脂肪酸、钙、铁、磷等营养成分。味甘，性平。具有补血祛风、开胃健脾、润肠生津、平喘止咳、通乳、养发的食疗价值，被视为"滋补圣品"。

注意：脾虚、便溏者不宜食用。

第二章
四季调养祖传秘方

春季调养祖传秘方

春季在中国传统历法中指从立春到立夏这一段时间。春为四季之首，万象更新之始。春回大地，阳气升发，草木复苏，生机勃勃。"一年之计在于春"，人体应顺应自然之气进行调养。

调养原则

养肝补脾。在中医学五行学中，肝属木，与春相应，主升发，喜畅达疏泄而恶抑郁。养肝补脾尤应注意情志养生，保持乐观开朗的情绪，以使肝气顺达，从而起到防病保健的作用。饮食上多食滋养肝脏的食物，如鸡肝、荞麦、薏苡仁、菠菜、莴笋、蘑菇等。

肝气升发太旺，可伤及脾胃，是取五行木克土之意。饮食上要注意少食酸性食物，适当多食性味甘平的食物，培脾土以降肝火，即唐代名医孙思邈所谓"春七十二日，省酸增甘，以养脾气"。性味甘平的食物，如糯米、黑米、燕麦等。

养阳防风。春季人体顺应自然，阳气升发。同时此季节春寒料峭，多风，外邪入侵易使人患感冒、扁桃体炎、肺炎等呼吸道疾病。抵御外邪应注意保护体内阳气，一早一晚适当加衣保暖，同时吃一些温补助阳的食物，如葱、韭菜、大蒜等。牛奶、鸡蛋、鱼肉、黄豆、芝麻、花生、冬菇等也有助于提高人体抗病能力，宜适量多食。

秘方精选

凉拌枸杞头

原料 枸杞头（枸杞的嫩芽梢）50克，盐、醋、香油各适量。

制法 ①将枸杞头放入沸水中焯去苦味，迅速捞出切碎，装盘。②放入盐、醋、香油，拌匀即食。

功效 清心润肺，清火明目。春季肝火旺者宜食。

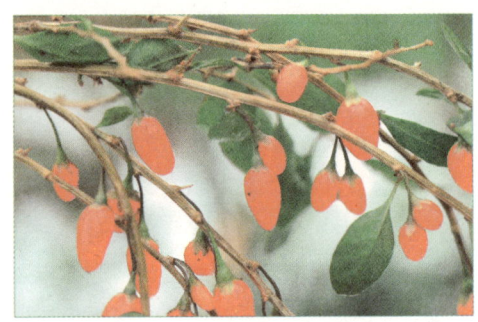

枸杞

山药大枣粥

原料 粳米100克，大枣、山药各25克。

制法 ①将大枣用温水泡软，洗

净；粳米淘净。②山药去皮洗净，切成小块。③大枣、粳米和山药共置锅中，加水煮粥食用。

功效 补虚益气，健脾和胃。春季易感冒者宜食。

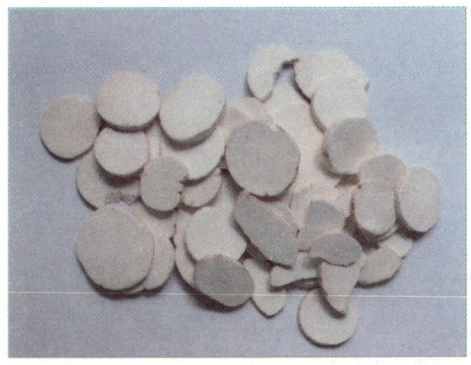

山药

葱豉豆腐汤

原料 豆腐2～4块，淡豆豉40克，葱1根，盐、胡椒粉、植物油各适量。

制法 ①将淡豆豉洗净；葱取葱白部分，洗净，拍扁，切断。②豆腐用植物油略煎，加淡豆豉、适量水，先用大火煮沸，再转小火煮30分钟。③放入葱白，待飘出葱香气，加盐、胡椒粉调味即食。

功效 发散风寒，芳香通窍。春季易感冒者宜食。

荠菜鸡蛋饺

原料 荠菜100克，鸡蛋1个，饺子皮、盐、香油、味精各适量。

制法 ①将鸡蛋打成蛋液，用香油炒成蛋丁。②荠菜洗净，切碎，加鸡蛋丁、盐、香油、味精搅匀，制成馅料。③用饺子皮包馅料做成饺子，煮熟即可食用。

功效 开胃助消化，补虚强身。胃病、流行性感冒患者宜食。

参芪牛肉汤

原料 牛肉500克，党参10克，生黄芪15克，白术、姜片各5克，大枣10个，盐适量。

制法 ①将牛肉洗净，入沸水中煮3分钟，捞起，切成小块。②将黄芪、党参、白术分别洗净，切片后装入纱布袋内，扎口。③汤锅中加水1500毫升，放入牛肉大火煮沸，加入药袋、姜片、大枣，继续煮30分钟后，再改小火炖2小时，至牛肉熟透后加入盐调味即可。

功效 益气补肺，养心安神，强身健体。春季易感冒、体虚自汗者宜食。

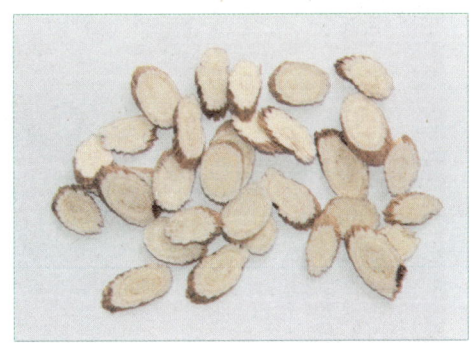

生黄芪

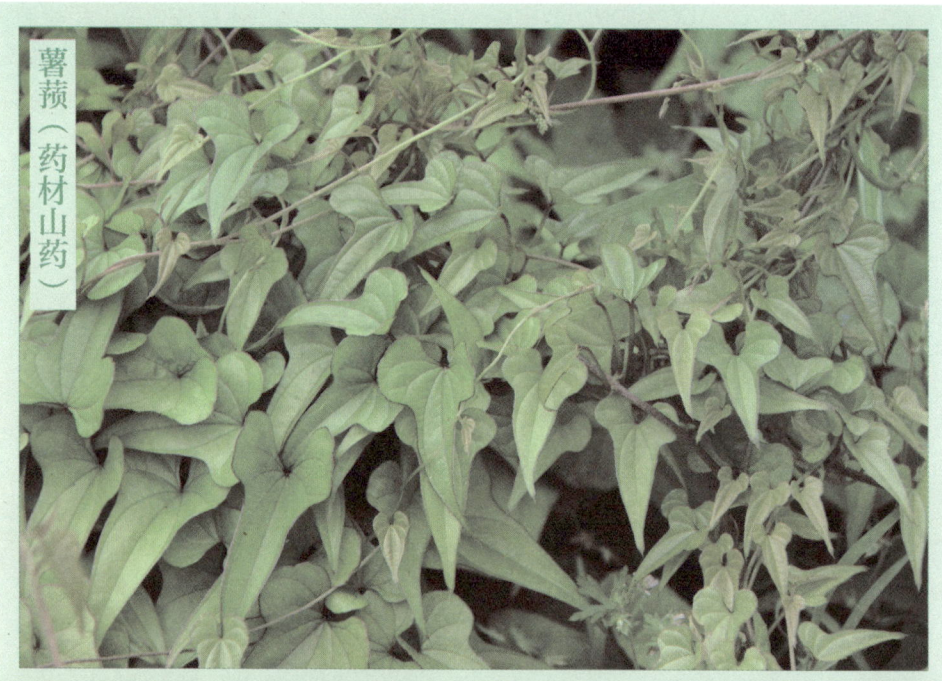

薯蓣（药材山药）

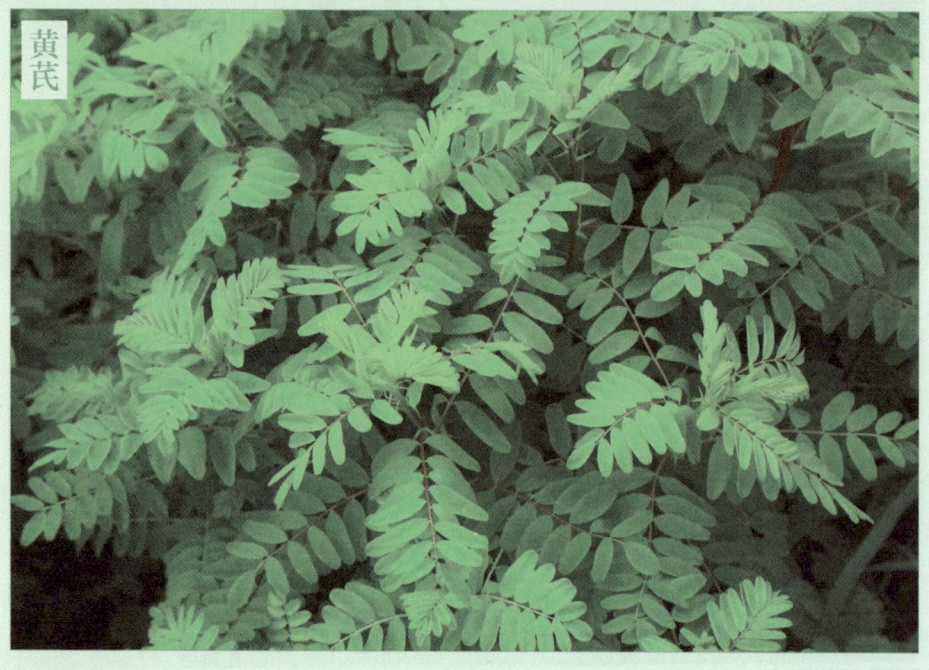

黄芪

春笋枸杞炒肉丝

原料 猪瘦肉500克，春笋300克，枸杞子50克，料酒、酱油、白糖、味精、香油、植物油各适量。

制法 ①将猪瘦肉洗净，切成丝；春笋剥去外壳，洗净后放入沸水中焯熟，捞出，切成细丝；枸杞子洗净。②炒锅放植物油烧热，加入肉丝、笋丝煸炒，以料酒、酱油、白糖调味。③再放入枸杞子翻炒几下，撒上味精，淋上香油，即可出锅食用。

功效 改善肝功能，促进蛋白质合成，提高血清清蛋白水平。慢性肝病患者宜食。

党参粥

原料 粳米100克，党参10克，红糖少许。

制法 ①将党参用温水浸泡2小时，粳米淘净。②锅内加适量水烧沸，放入党参、粳米，煮至参烂粥稠，表面有油为度。③放入红糖，稍煮即食。

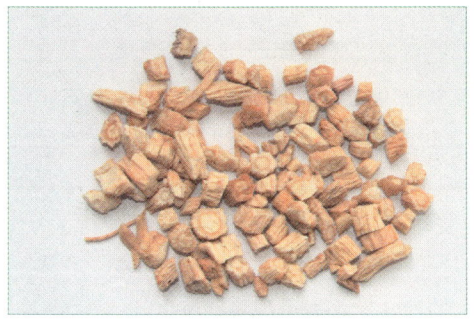

党参

功效 补脾胃，益脾气，生津止燥，润肺止咳。春季易感冒、体倦者宜食。

夏季调养祖传秘方

夏季在中国传统历法中指从立夏至立秋这一段时间。夏季是阳气最盛的季节，气候炎热，人体新陈代谢旺盛。同时，夏季骄阳似火，雨水多，湿热之气熏人，让人备感不适，因此科学的养生越发重要。

调养原则

清补为主。夏天，人们出汗较多，气随汗泄，出现"无病三分虚"的现象，表现为短气乏力、倦怠懒言、口燥咽干、头晕眼花、手足心热、便干不畅、舌红少苔、脉细无力。因此，夏天适宜吃益气、生津之物，煮汤粥羹进行清补，如百合汤、莲子汤、绿豆汤、大枣米仁汤等。

健脾化湿。夏季雨水多，大地湿热蒸腾，人体受湿热邪气影响，易出现食欲不振、腹泻、舌苔白腻的症状，故应服健脾利湿之物，如广藿香、莲子、佩兰等。

清热消暑。夏日气温高，暑热邪盛，人易中暑，故宜吃冬瓜、黄瓜、西瓜、绿豆等防暑食物，并多饮水。另外，夏火应心脏，故人体心火较旺，可以选用菊花、薄荷、金银花、连翘、荷叶等清热解毒、清心火的中药。

秘方精选

苦瓜肉糜煲

原料 苦瓜300克，肉糜200克，干虾仁10克，荸荠20克，鸡蛋1个，高汤1碗，葱末、姜末、蒜末、盐、味精、胡椒粉、玉米粉、香油各适量。

制法 ①将苦瓜用刀一剖为二，挖空瓜瓤，切成长3厘米的段。②干虾仁剁成末，荸荠剁成丁，与肉糜、葱末、姜末、蒜末、盐、味精、胡椒粉、香油拌匀后，再放入鸡蛋液、玉米粉调制成馅料。③在苦瓜段中间放少许玉米粉，将肉馅嵌入，外表抹光滑。④将苦瓜放入蒸笼蒸20分钟，取出放入煲中，加高汤再煮30分钟，放调料即成。

功效 清热祛暑，凉血解毒，养肝明目。适用于预防中暑。

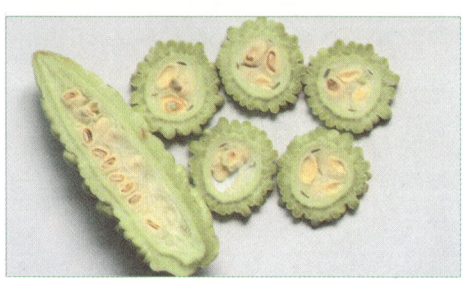

苦瓜

银耳绿豆爽

原料 银耳30克，绿豆100克，枸杞子、冰糖、白糖各适量。

制法 ①将银耳洗净，用水泡发；绿豆洗净，煮熟去皮。②银耳、绿豆和枸杞子共置砂锅中，加适量水煮熟烂。③将冰糖放入炒锅中，加水少许熬化，再加白糖熬化，放凉。④往糖汁锅内倒入煮好的银耳、绿豆、枸杞子即成。

功效 清热解暑，止渴利尿。适用于预防中暑。

麦冬炖甲鱼

原料 甲鱼150克，麦冬、枸杞子各5克，玉竹8克，黄酒、盐各适量。

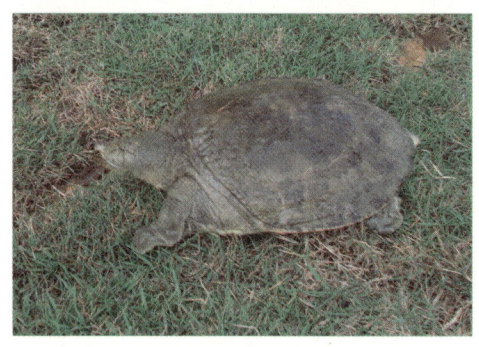

甲鱼

制法 ①将甲鱼宰杀，洗净，入沸水中焯烫，捞出切块，放入炖盅内，加水炖煮1小时。②麦冬、枸杞子、玉竹分别洗净，倒入炖盅内，放入黄酒、盐，用小火炖30分钟即可食用。

功效 养阴生津，滋补肝肾，清热凉血。夏季咽干口渴者宜食。

冬瓜玉米羹

原料 玉米羹罐头1罐，冬瓜100克，枸杞子、盐、味精、白糖各适量。

制法 ①将冬瓜洗净，去皮，切成玉米粒大小。②锅内水烧沸，倒入玉米羹、冬瓜粒、枸杞子，沸煮10分钟。③加入盐、味精、白糖调味，即可食用。

功效 清热润肺，养阴润燥。适用于预防中暑。

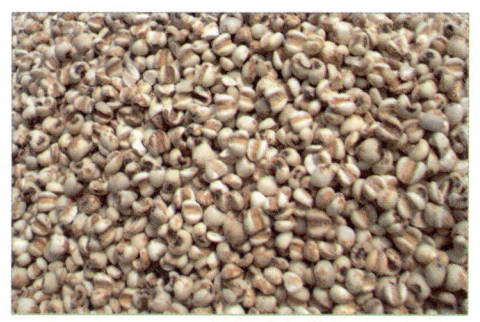

薏苡仁

麦冬玉竹炒鸡片

原料 鸡脯肉250克，玉竹、麦冬各10克，淀粉、味精、盐、植物油各适量。

制法 ①将玉竹和麦冬分别洗净，入锅，加适量水煮沸，捞出，水留用。②鸡脯肉洗净，切成片或丝，加入淀粉、盐拌匀上浆。③炒锅放植物油烧热，入鸡脯肉翻炒，再加入玉竹、麦冬、盐、味精及煮玉竹和麦冬的水同炒，出锅前勾芡即可。

功效 养阴滋阴，健脾利湿，养气安神。夏季心火旺者宜食。

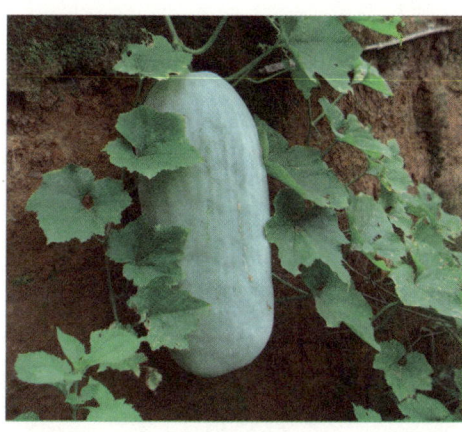

冬瓜

薏苡仁冬瓜羹

原料 薏苡仁100克，冬瓜500克。

制法 ①将冬瓜洗净，去皮及瓤，切成小块，绞取汁液。②薏苡仁入锅，倒入冬瓜汁及适量水，先用大火烧沸，再改小火熬2小时即成。

功效 清热解暑，健脾利尿。夏季体内暑湿盛者及痱子患者宜食。

秋季调养祖传秘方

秋季在中国传统历法中指从立秋至立冬这一段时间，并以农历八月十五日中秋节作为气候转化的分界。秋季的气候特点是阳气渐收、阴气渐长，是"阳消阴长"的过渡阶段，天气由热转凉。人体的生理活动也随之发生变化，此时宜保养体内的阴气，不可耗精伤阴，才能为来年阳气生发打好基础。《黄帝内经》中所说的"秋冬养阴"，正是这个道理。

调养原则

　　滋阴润燥。中医学认为，燥为秋季主气。秋令的燥气有温燥与凉燥之分，初秋为温燥，晚秋为凉燥。燥邪最易损伤人体的肺脏。肺主呼吸，合皮毛，与大肠相表里，当空气中的湿度下降，燥伤肺时，会出现口干舌燥、咳嗽痰黏、大便干结、皮肤皲裂等症状。因此，秋季日常饮食宜多吃银耳、梨、芝麻、百合、莲藕、蜂蜜、菠菜、乳制品等益肺生津之品，同时提倡早晨喝粥以润机体。

　　少辛增酸。中医学五行学说认为辛味入肺、酸味入肝，肺气太盛则损肝，所以姜、蒜、韭、薤、椒等辛辣之品少食为好，防肺金克肝木；可多选用一些酸味的水果，如苹果、橄榄、石榴、柚子、枇杷等，以及一些性味甘平、甘凉的蔬菜，如卷心菜、菠菜、茭白、莼菜等，以培养肝气。

秘方精选

贝母秋梨

原料　雪花梨1个（约重250克），川贝母、干百合各10克，冰糖15克。
制法　①将雪花梨洗净，靠柄部横断切开，挖去核。②川贝母、干百合洗

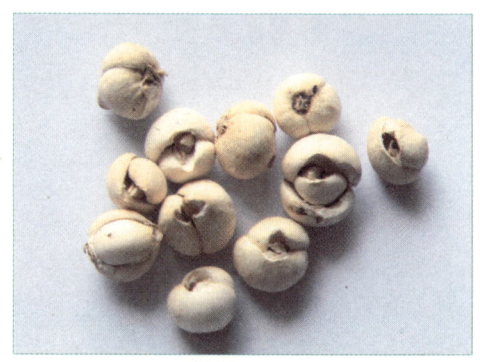

川贝母

净，研碎成末，放入梨中，把梨上部拼接好，用牙签扎紧，放入蒸碗内，加入冰糖、少许水。③蒸碗放入蒸锅内，蒸40分钟至梨肉软烂，取出。④揭开梨盖，将药与梨肉混匀，吃梨喝汤。
功效　润肺止咳，清心安神，清热化痰，润燥生津。秋季肺燥咳嗽者宜食。

杏仁蒸肉

原料　猪五花肉500克（带皮），甜杏仁20克，冰糖30克，酱油40毫升，料酒30毫升，葱段、姜块各6克，猪油15克，水淀粉、盐、味精各适量。
制法　①将猪五花肉洗净，切成2.5厘米见方的肉块；甜杏仁用沸水泡透，剥去外皮，装入纱布袋内，扎口。②炒锅上火，倒入猪油，加冰糖15克炒糖色，放入猪肉块翻炒至红色时，下葱段、姜块、酱油、料酒、盐、纱布袋及适量水，煮沸后倒入砂锅内。③砂锅上

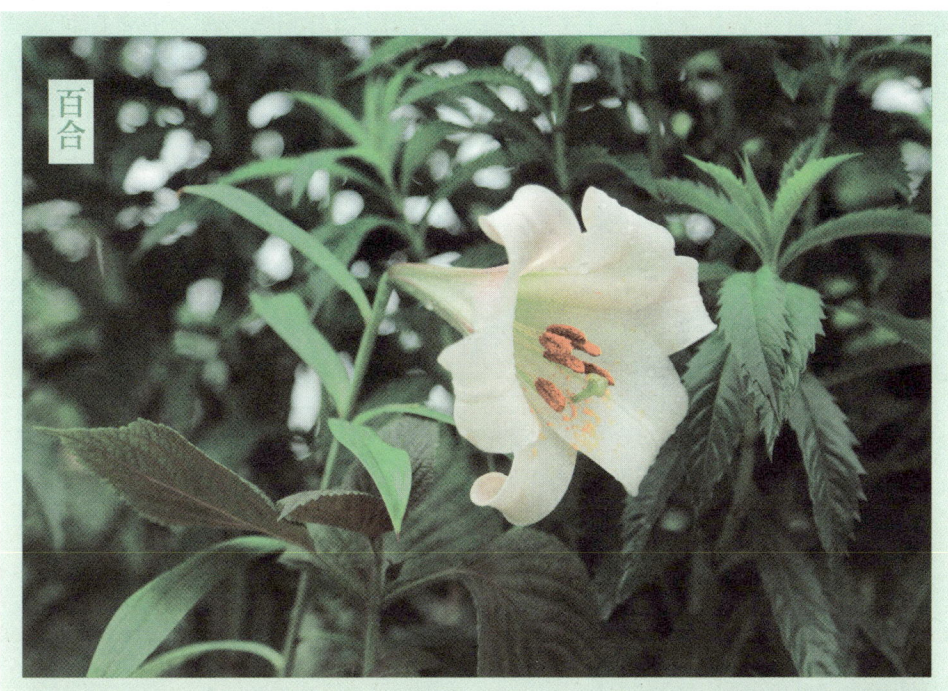

百合

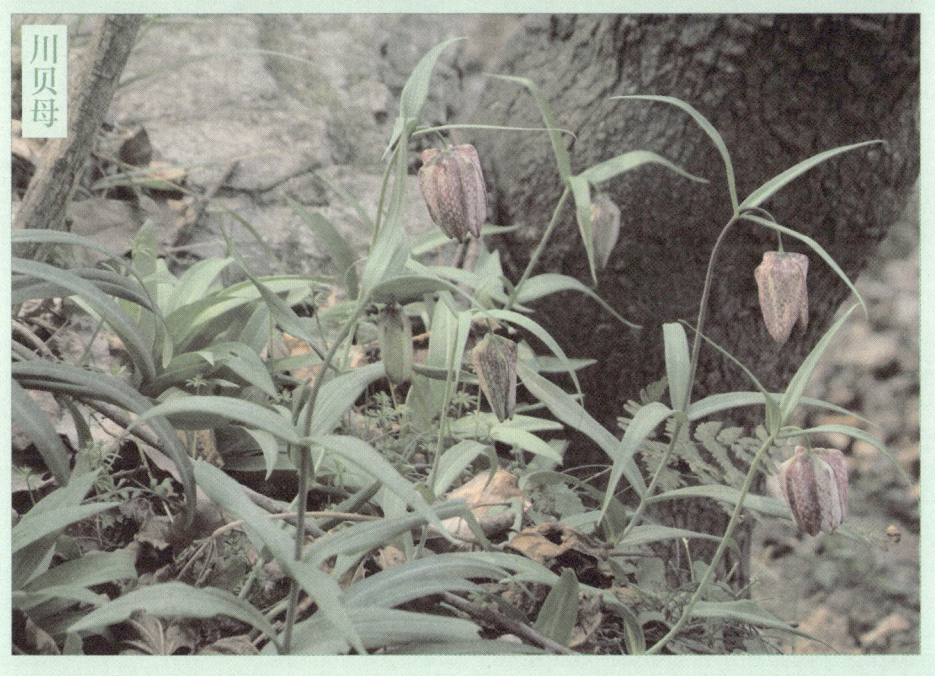

川贝母

第二章 四季调养祖传秘方

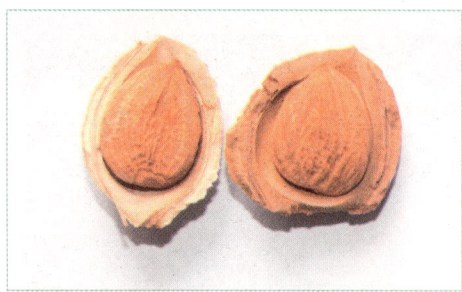

杏仁

小火炖至肉块六七成熟时放入剩余的冰糖，待炖至九成熟时取出药袋不用；取蒸碗1个，将杏仁平铺在碗底。④把炖好的肉块（皮朝下）摆在杏仁上，倒入适量原汤，上屉蒸至熟烂，取出扣在盘内。⑤将剩下的原汤上锅烧沸，以水淀粉勾芡，加味精调味浇在肉上即成。

功效 补肺润肺，止咳定喘。肺结核、慢性支气管炎患者宜食。

参麦甲鱼

原料 甲鱼1只（约重500克），瘦火腿50克，党参、麦冬各10克，生姜5克，鸡汤100毫升，葱段、盐、料酒各适量。

制法 ①将甲鱼宰杀取肉，放入水中用小火沸煮30分钟，取出切小块，放入蒸碗内；瘦火腿切片。②党参、麦冬水煎取浓汁50毫升，倒入甲鱼碗内。③将鸡汤、葱段、生姜、瘦火腿片、盐、料酒一起放入碗内，然后上锅蒸至甲鱼肉熟烂即成。吃肉喝汤。

功效 滋阴补虚，补中益气，润肺养阴，益胃生津。秋燥阴伤者宜食。

山楂核桃饮

原料 核桃仁150克，山楂50克，白糖200克。

制法 ①将核桃仁加水，打成稀浆汁。②山楂去核，切片，加水煎2次，合并两煎汁。③山楂汁、核桃仁汁混合在一起，上火煮沸，加入白糖搅拌，稍煮即成。

功效 补肺肾，润肠燥，消食积。秋季肺虚咳嗽、肠燥便秘者宜食。

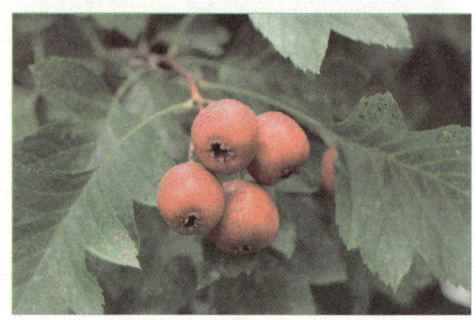

山楂

益寿银耳汤

原料 银耳、枸杞子、龙眼肉、冰糖各150克。

制法 ①将银耳用温水泡发，去杂质，洗净，入沸水中焯一下，然后上屉蒸熟。②枸杞子洗净，放小碗内，上屉蒸熟；龙眼肉洗净，切丁。③汤锅加水1500毫升，上火烧沸，放入冰糖溶化，再入银耳、枸杞子、龙眼

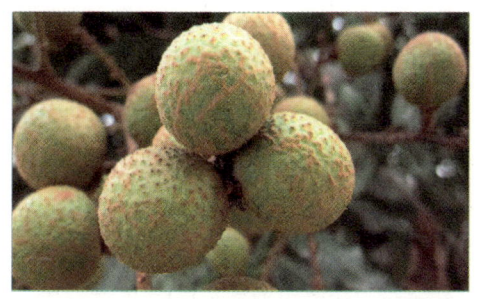

龙眼

肉，沸煮片刻后即可盛出食用。

功效 补肾强身，养阴润肺。秋季肺阴虚燥咳者宜食。

百合杏仁枇杷粥

原料 鸭梨、枇杷各20克，杏仁12克，百合15克，粳米50克，蜂蜜少许。

制法 ①将鸭梨去皮、核，切成丁；枇杷切成丁；百合洗净；粳米淘净。②锅中加适量沸水，依次下百合、杏仁和粳米，用大火边煮边搅，煮到米粒膨胀时改为小火。③放入枇杷丁、鸭梨丁，熬到粥熟后盛入碗中。④待粥稍凉后，倒入蜂蜜，搅匀即食。

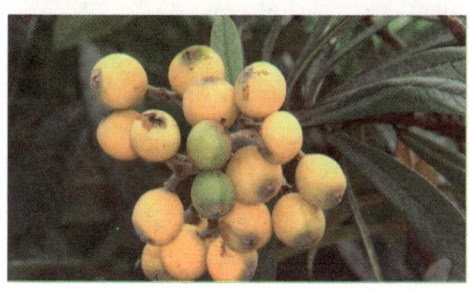

枇杷

功效 滋阴润肺，养颜美容。秋燥阴伤、干咳少痰者宜食。

冬季调养祖传秘方

冬季在中国传统历法中指从立冬之日开始，经过小雪、大雪、冬至、小寒、大寒直到立春前一日为止的一段时间。冬三月人体阳气潜藏于内，为了顺应阳气的潜藏，新陈代谢降低。

调养原则

补肾暖阳。中医学认为，与冬季相应的人体脏器为肾，肾为人体能量之源，肾脏功能强，则生命力强，可调节机体适应严冬变化，防止寒气侵袭，所以在冬季要补肾阳、祛寒邪。另外，冬季补肾祛寒可为来年"春生夏长"做好准备。常用的补气助阳食物有牛肉、羊肉、鸡肉、鹌鹑肉、鳝鱼、海虾、土豆、韭菜、淡菜、山药、核桃等。

温养脾胃。冬季天寒地冻，人应吃温热的食物来助长阳气，抵御寒气；生冷、黏硬的食物多属阴，最好少吃或不吃，以免损伤脾胃。

滋阴潜阳。冬季与秋季一样，燥邪为患，故也应遵守"秋冬养阴"原则，适当食用一些滋阴潜阳的食物，如桑椹、龙眼、甲鱼、黑木耳等。尤其是阴虚之人，可选用麦冬、玄参、生地黄、太子参之类的中药入食。

秘方精选

当归生姜羊肉汤

原料 当归、生姜各10克,羊肉100克（去油膜）,盐、香油各适量。

制法 ①将羊肉洗净,切块;当归、生姜装入纱布袋内,扎口。②汤煲中放入羊肉、药袋,加水适量,先用大火煮沸,撇去浮沫,再改小火炖至羊肉熟烂。③去药袋不用,加入盐、香油调味即成。食肉喝汤。

功效 补血,温中止痛,祛寒。冬季手足不温、肢体疼痛者宜食。

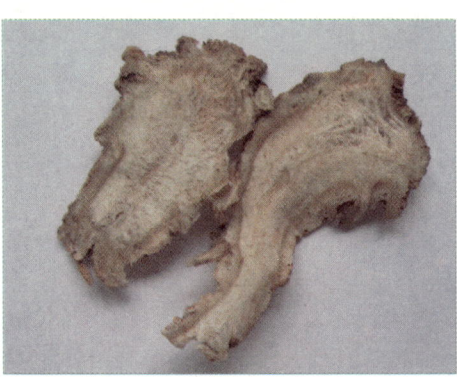

当归

黄芪鸡露

原料 童子鸡1只（约重500克）,黄芪50克,姜、葱、料酒、盐各适量。

制法 ①将童子鸡洗净,斩块;黄芪洗净。②鸡块、黄芪放入汽锅中,加入姜、葱、料酒及盐拌匀,然后用中火加热,利用汽锅所生成之蒸馏水制得鸡汤约1000毫升。③停火,食鸡肉喝鸡汤。

功效 温中益气,补益精髓。冬季易感冒者及老年人宜食。

党参大枣炖排骨

原料 排骨500克,党参30克,大枣8个,姜块、葱段、盐、料酒、胡椒粉、味精各适量。

制法 ①将党参洗净,切成3厘米的段;大枣洗净,去核。②排骨洗净,斩长段。③将排骨、党参、大枣、姜块、葱段、料酒放入炖盅内,倒入适量水,置大火上烧沸,再改小火炖熟。④加入盐、味精、胡椒粉调味即成。

功效 补气血,暖阳。冬季体寒怕冷者宜食。

莲子芡实猪肉汤

原料 猪肉200克,莲子、芡实各50克,盐少许。

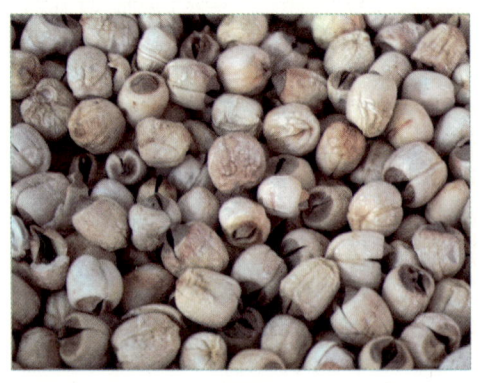

莲子

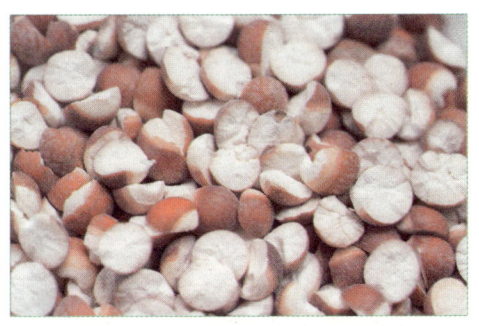

芡实

制法 ①将猪肉洗净，切块。②猪肉块、莲子和芡实共置汤煲中，加水适量，煨至汤熟。③加入盐调味即成。

功效 补脾固肾，宁心安神。冬季夜尿频多、脾虚腹泻者宜食。

姜附烧狗肉

原料 狗肉1000克，熟附片10克，水发玉兰片50克，清汤1000毫升，香菜、酱油、姜片、葱段、姜丝、料酒、水淀粉、植物油、盐、味精、桂皮、花椒、大料、白糖、醋各适量。

制法 ①将熟附片、姜片共置砂锅中，水煎取浓汁60毫升。②水发玉兰片切丝，香菜择洗干净。③狗肉洗净，剁成块，放入锅内煮至八成熟，捞入碗内，加酱油、葱段、花椒、大料、桂皮、香菜，加清汤放入屉内蒸烂，取出，用水淀粉上浆。④炒锅放植物油烧至八九成热，将狗肉块炸成深红色，捞出沥油。⑤锅内留底油少许，放入葱段、姜丝炝锅，加清汤，并放入酱油、盐、味精、料酒、白糖、醋、玉兰片丝、炸过的狗肉块、熟附片、生姜浓缩汁，以小火焖至汤汁将尽时，倒入酱油。⑥将狗肉块盛在盘内，锅中的汤汁浇在狗肉块上，撒上香菜叶即成。

功效 温肾散寒，壮阳益精。冬季身体虚寒、畏冷者宜食。

枸杞羊肾粥

原料 羊肾1个，羊肉100克，枸杞叶250克，粳米150克，葱白2根，盐少许。

制法 ①将羊肾剖洗干净，除去臊腺，切细；羊肉洗净，切碎；粳米淘净。②枸杞叶水煎取汁，同羊肾、羊肉、葱白、粳米一起煮粥。③待粥成后，入盐稍煮即成。

功效 益肾阴，补肾气，壮元阳。冬季肾虚腰痛、尿频者宜食。

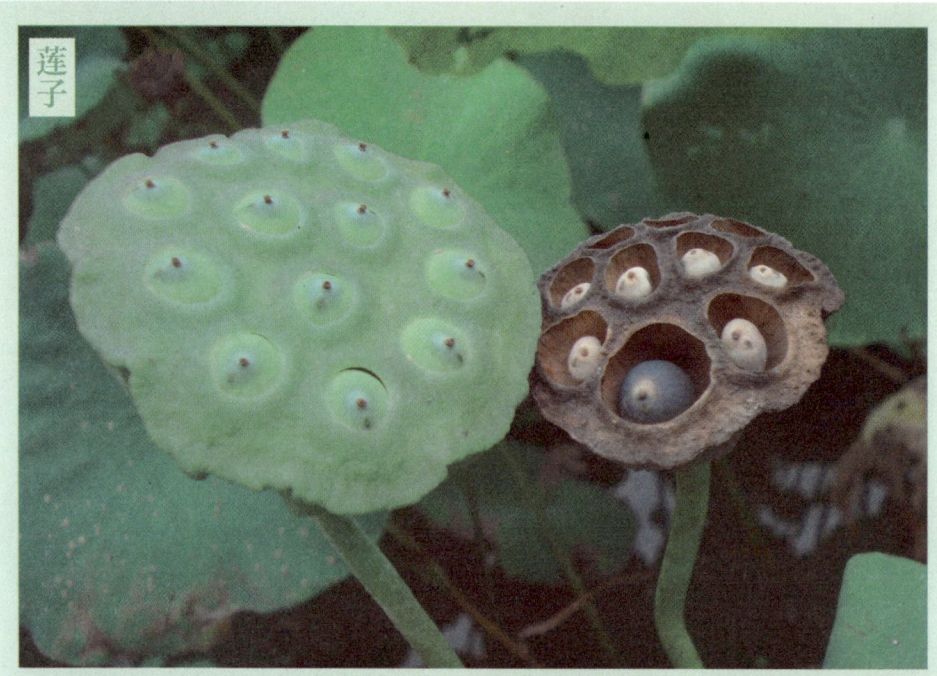

莲子

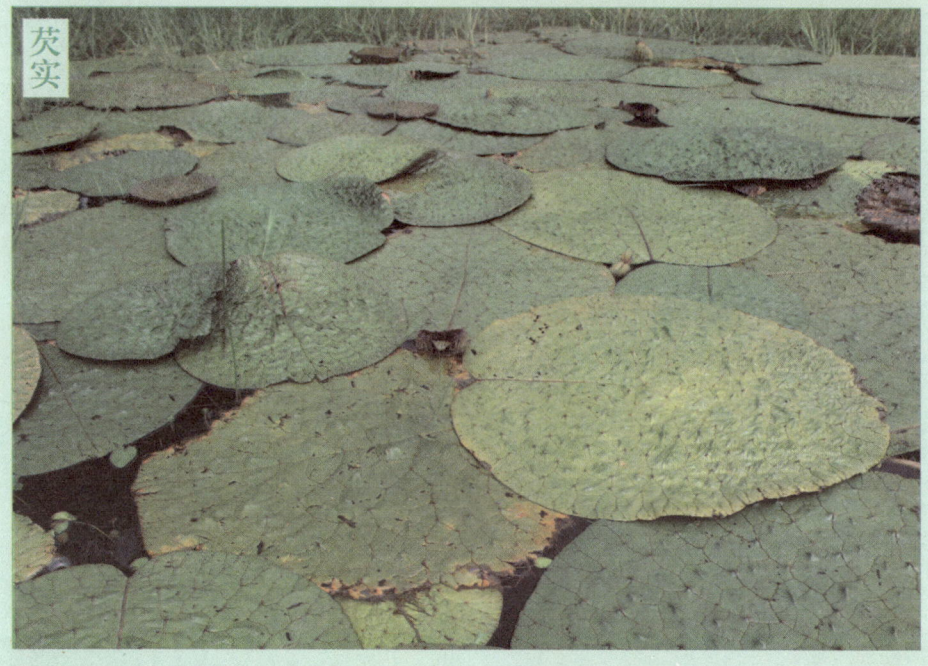

芡实

第三章
补益类祖传秘方

益气补血

益气补血药膳是选用益气助阳、滋阴养血的中药，配合一定的食物，经烹调而成的。这类药膳具有双补气血、益阴温阳、填精补髓的功效；适用于气虚、血虚或气血阴阳俱虚之症，症见少气懒言、乏力倦怠、眩晕心悸、自汗或盗汗、骨蒸潮热或畏寒肢冷等。

秘方精选

枸杞滑溜里脊片

原料 猪里脊肉250克，枸杞子、猪油各50克，水发黑木耳、水发笋片、豌豆各25克，鸡蛋1个（取蛋清），清汤一大勺（30~40毫升），水淀粉、葱末、蒜末、姜末、盐、米醋、味精、料酒、植物油各适量。

制法 ①将枸杞子均分为2份，一份25克，水煎取浓汁20毫升，另一份上锅蒸30分钟至熟备用。②猪里脊肉洗净，抽去白筋，切成4.5厘米长、2.5厘米宽的片，用蛋清、水淀粉、盐抓匀上浆。③炒锅倒入植物油烧至四五成热，放入浆好的猪里脊片滑熟，倒入漏勺控油。④另将炒锅加入猪油烧热，以葱末、蒜末、姜末炝锅，放入水发黑木耳、水发笋片、豌豆煸炒，加入米醋、味精、料酒、清汤、枸杞子浓缩汁及蒸熟的枸杞子，再将猪里脊片下锅，炒匀后水淀粉勾芡即成。

功效 滋阴补血，明目健身。

归参鳝鱼

原料 鳝鱼500克，党参20克，当归、葱白各15克，大蒜25克，料酒30毫升，盐3克，生姜、味精、酱油各适量。

制法 ①将鳝鱼剖开，去头、条及内脏，切丝。②当归、党参装入纱布袋内，扎口。③将鳝鱼丝、药袋共置砂锅中，放入料酒、葱白、生姜、大蒜、酱油、盐及适量水，用大火煮沸，撇去浮沫。④改用小火炖1小时以上，捞出药袋不用，入味精调味即成。

功效 补气益血，扶羸壮体。

参芪鸭条

原料 老鸭1只，猪瘦肉100克，党参、黄芪各15克，陈皮10克，味精、盐、料酒、酱油、姜片、葱段、熟菜籽油各适量。

制法 ①将老鸭宰杀，去毛、内脏，在鸭皮上抹匀酱油；熟菜籽油入锅烧至八成热，将鸭肉下锅炸至金黄色，捞出，用温水洗去油腻，放入砂锅内，并加适量水。②猪瘦肉切块，用沸水焯一下后捞出，洗净血污，放入砂锅内。③将药材及葱段、姜片、味精、盐、料酒放入砂锅内，用小火焖至老鸭熟烂，关火。④将鸭剔去大骨，切长条，摆放大碗内，再摆放猪肉，淋上原汤即成。

功效 双补气血。

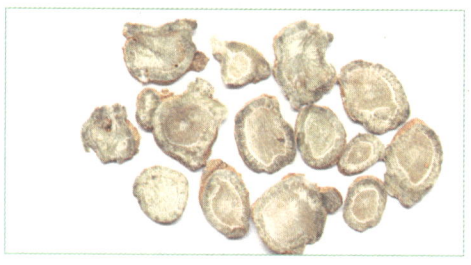

三七

核桃仁鸡丁

原料 鸡脯肉250克，核桃仁100克，水发香菇、玉兰片各15克，火腿10克，鸡蛋1个（取蛋清），料酒、盐、水淀粉、鸡油、植物油各适量。

制法 ①将鸡脯肉洗净，切丁，用蛋清和淀粉上浆。②香菇、玉兰片和火腿分别切成菱形小块。③核桃仁用热油炸至黄色。④炒锅放植物油烧热，将鸡丁滑炒至七成熟，放入水发香菇、玉兰片、火腿翻炒，用料酒、盐调味，再用水淀粉勾芡，淋上鸡油，出锅前撒上核桃仁即成。

功效 补肾壮阳，双补气血，明目健身。

三七蒸鸡

原料 母鸡1只（约重1500克），三七20克，葱段、姜片、盐、黄酒、味精、清汤各适量。

制法 ①将鸡宰杀干净，剁成长方形小块，分10份装入碗内。②三七均分2份，一份研末备用，另一份蒸软后切成薄片，分放于盛鸡肉的碗内。③碗上分别摆放葱段、姜片，再分别放入清汤、黄酒（每碗约5毫升）、盐，上锅蒸2小时，出笼。④去葱、姜不用，加味精，并将三七末分别撒入各碗的汤汁中。

功效 大补气血。

黄芪猴头菇汤

原料 嫩鸡肉250克，猴头菇150克，油菜心100克，黄芪30克，葱段20克，姜片15克，料酒15毫升，清汤750毫升，猪油适量，盐、味精、胡椒粉各少许。

制法 ①将猴头菇用温水泡发，切成厚0.2厘米的大片，泡猴头菇的水用纱布过滤备用。②黄芪洗净，切斜片；嫩鸡肉剁成长3厘米、宽1.5厘米的长方块，油菜心洗净。③锅烧热下入猪油，投入姜片、葱段、鸡块煸炒，放入盐、料酒、泡猴头菇的水、黄芪和少量清汤，先用大火烧沸，再改小火炖1小时。④下入猴头菇片，再煮30分钟，至鸡块熟烂。⑤捞出鸡块、猴头菇片，摆放碗内。⑥汤中放入油菜心，以味精、胡椒粉调味，略煮片刻，浇入碗内即成。

功效 补气养血，补脑强身。

归芪苡仁蛇肉汤

原料 蛇肉200克，当归15克，黄芪25克，薏苡仁50克，大枣6个（去核）。

制法 ①将当归、黄芪、薏苡仁、大枣分别洗净。②蛇肉洗净，切成小块。③上述原料全部放入砂锅，加水适量，先用大火煮沸，再改小火煲2小时即成。

功效 补气益血，祛湿除痹。

首乌鸡汤

原料 母鸡1只，何首乌30克，葱、姜、盐、黄酒、味精适量。

制法 ①将母鸡宰杀，去毛、内脏。②何首乌研末，装入纱布袋内，扎口，纳入鸡腹内。③将鸡置于汤煲中，加水适量，先用大火烧沸，再改小火煮至烂熟。④加入葱、姜、盐、黄酒、味精等调味，略煮即成。

功效 益气养血，补精填髓。

十全大补汤

原料 猪肉500克，墨鱼、猪肚各50克，炒白术、党参、酒白芍、炙黄芪、茯苓各10克，熟地黄、当归各15克，炒川芎、炙甘草各6克，生姜30克，肉桂3克，猪杂骨、葱、料酒、花椒、盐、味精各适量。

制法 ①将猪肉、墨鱼、猪肚分别洗净；猪杂骨洗净，捶破；生姜拍破备用。②所有中药装入纱布袋内，扎口。③上述原料共置砂锅中，加水适量，放入葱、生姜、花椒、料酒、盐，先用大火烧沸，再改小火煨至猪肉熟烂。④将猪肉捞起，切条，再放入汤中，去药袋不用，撒入味精调味即成。

功效 双补气血。

黄芪炖母鸡

原料 母鸡1只，生黄芪120克，姜片、葱段、八角、盐等各适量。

制法 ①将母鸡宰杀，去毛、内脏。②生黄芪纳入母鸡腹中，用线缝合。③将鸡置入锅中，加水及葱段、姜片、八角、盐调味，炖熟即成。

功效 补气养血，益精填髓。

归脾麦片粥

原料 麦片60克，党参、黄芪各15

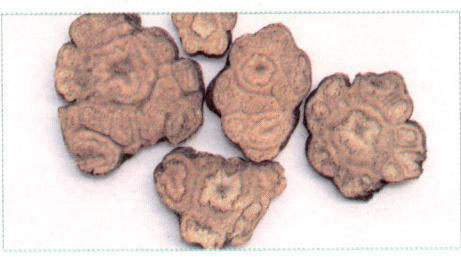

何首乌

克，龙眼肉20克，当归、酸枣仁、甘草各10克，丹参12克，桂枝5克，大枣5个。

制法 ①将党参、黄芪、当归、酸枣仁、甘草、丹参、桂枝置水中浸泡1小时，捞出，加水1000毫升，煎汁去渣。②放入麦片、龙眼肉、大枣（劈开），共煮为粥即成。

功效 健脾养心，益气补血。

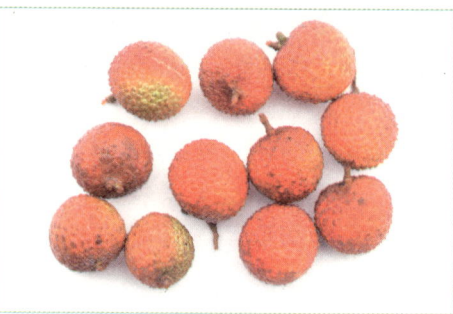

荔枝

枣糖糕

原料 白面500克，小枣150克，小米面、蜜枣各100克，红糖250克，玫瑰花5克，食用碱适量。

制法 ①将白面用食用碱发好，放入盆中。②玫瑰花水煎取汁；红糖用玫瑰汁溶化，与小米面一起掺入白面中，调搅成稀糊状。③将方模子放入笼屉，倒入一半调好的面糊，放上小枣（去核），再倒入剩下的面糊，上面码上蜜枣。④将糕模入锅蒸二三十分钟至熟，出锅，切成方块即食。

功效 补脾肾，益气血。

荔枝粥

原料 粳米100克，荔枝肉50克，山药、莲子各10克，白糖适量。

制法 ①将山药去皮切丁；莲子去皮、心；荔枝肉切丁。②粳米淘净。③将粳米和莲子放入砂锅内，加水煮至将熟时，加入山药丁、荔枝肉丁，稍煮即成。

功效 补脾补血。

当归大枣粥

原料 粳米50克，当归15克，大枣5个，红糖适量。

制法 ①将当归洗净，切片，用水200毫升浸泡半小时，再用小火煎取浓汁100毫升，备用。②粳米、大枣、红糖入锅，加水300毫升，再倒入当归汁，煮至米熟汤稠即成。

功效 益气生血。

牛肉胶冻

原料 牛肉1000克，黄酒250毫升。

制法 ①将牛肉洗净，切成小块，放入大锅内，加适量水煎煮1小时，取肉汁，再加水煮，如此反复，共取肉汁4次。②合并肉汁，以小火继续煎熬，至汤汁黏稠时为度。③倒入黄酒，熬至黏稠时停火。④将黏稠液倒入盆内冷藏，冷冻成形即可。

功效 补气益血，健脾安中。

姜汁黄鳝饭

原料 黄鳝150克，姜汁5～20毫升，粳米、酱油、植物油各适量。

制法 ①将黄鳝去骨、内脏，放入碗内，加姜汁、酱油及植物油拌匀。②粳米淘净，加水适量，上锅用大火蒸40分钟。③揭开锅，将黄鳝倒在饭面上，继续蒸20分钟即成。

功效 益气补血，健脾养胃。

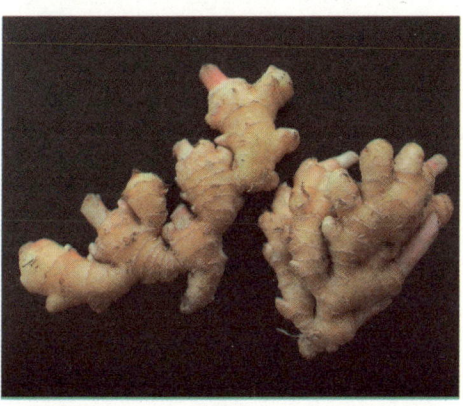

姜

山药面

原料 白面500克，羊肉100克，山药250克，豆粉30克，鸡蛋2个（取蛋清），姜、葱、盐各适量。

制法 ①将山药去皮煮熟，捣成泥。②将山药泥与白面、蛋清、豆粉和成面团，擀成粗细适中的面条。③另煮羊肉做汤，下面条煮熟，放入姜、葱、盐即成。

功效 补虚羸，益元气。

当归羊肉羹

原料 羊肉500克，当归、黄芪、党参各25克，葱段、姜片、料酒、味精、盐各适量。

制法 ①将羊肉洗净，切片。②当归、黄芪和党参装入纱布袋内，扎口。③羊肉片、药袋共置锅中，放入葱段、姜片、料酒、味精、盐、适量水，先用大火烧沸，再改小火煨炖至羊肉熟烂即成。

功效 养血补肾。

养神酒

原料 熟地黄90克，枸杞子、茯苓、山药、当归、莲子各60克，薏苡仁、酸枣仁、续断、麦冬各30克，木香、大料各15克，丁香6克，龙眼肉250克，白酒10升。

制法 ①将茯苓、山药、薏苡仁、莲子捣研为细末，其他药材制成饮片，装入

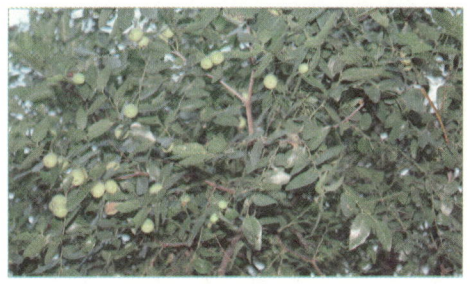

酸枣

布袋中，浸入白酒内，容器封固。②将容器隔水加热，至药材浸透时取出，静置数日后即可取饮。

功效 益气补血，安心养神。

补脾胃

补脾胃药膳是指选用健脾益气的中药，配合一些食物，经烹调而成的食品。这类药膳具有健脾益气、和胃调中的功效；适用于脾虚气弱、精神困倦、四肢软弱、短气懒言、头昏自汗、食欲不振、胃脘隐痛、腹泻便溏等症状。

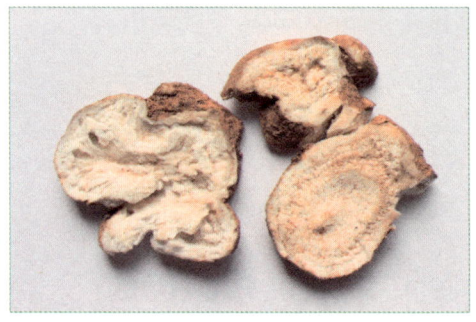

白术

秘方精选

羊肉挂面

原料 挂面100克，羊肉100克，鸡蛋1个，蘑菇、姜粉、胡椒粉、盐、醋各适量。

制法 ①将羊肉洗净，切成细丝；鸡蛋煎熟。②水煮羊肉、挂面、蘑菇及姜粉，至将熟时放入鸡蛋，用盐、醋、胡椒粉调味即成。

功效 补中益气。

白术猪肚粥

原料 猪肚1个，粳米100克，白术30克，槟榔10克，生姜、香油、酱油各适量。

制法 ①将猪肚洗净，切成小块。②猪肚、白术、槟榔及生姜共置锅中，加水煎煮，去渣取汁，留猪肚。③粳米淘净，与猪肚药汁共煮至粥熟即成。猪肚可蘸香油、酱油佐餐。

功效 补中益气，健脾和胃。

大麦汤

原料 羊肉100克，大麦仁50克，草果5个，盐适量。

制法 ①将羊肉洗净，切块。②羊肉、草果一起熬汤，过滤取汤汁。③汤汁、大麦仁共置锅中，上火熬熟，入盐调味即成。

功效 温中健脾，下气消胀。

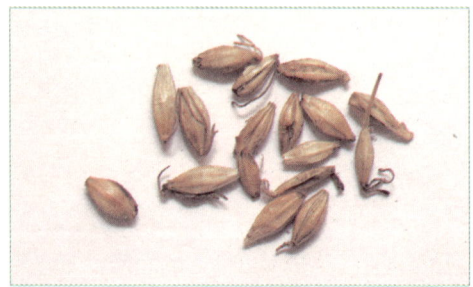

大麦仁

黄焖狗肉

原料 狗肉1000克，酱油10毫升，料酒20毫升，红辣椒5个，葱段15克，姜丝10克，清汤1500毫升，白糖、盐、胡椒粉各少许，植物油适量。

制法 ①将狗肉洗净，用沸水焯一下，捞出切大块，入热植物油中炸至金黄色。②取砂锅，将葱段、姜丝、红辣椒放入锅底，再放入狗肉块，加酱油、料酒、盐、清汤，先用大火烧沸，再改小火慢炖90分钟。③加入白糖再炖5分钟，撒上胡椒粉即成。

功效 厚肠胃，补五劳七伤，温血脉。

小茴香粥

原料 粳米100克，炒小茴香20克。

制法 ①将小茴香装入纱布袋内，扎口，加水煮30分钟。②加入洗净的粳米及适量水，煮粥至熟即成。

功效 行气止痛，健脾开胃。

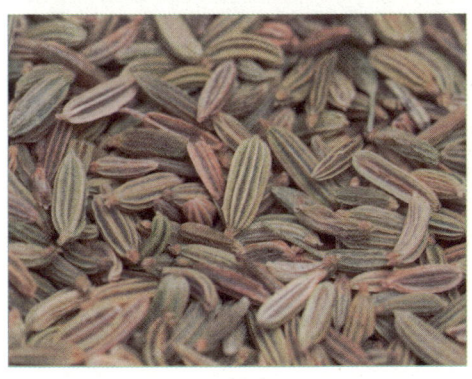

小茴香

人参茯苓生姜粥

原料 粳米100克，茯苓20克，人参、生姜各5克。

制法 ①将人参、生姜切成薄片；茯苓捣碎。②上述药材加水浸泡30分钟，水煎2次，然后合并两煎汁。③煎汁分2份，早、晚各同粳米煮粥服食。

功效 益气补虚，健脾养胃。

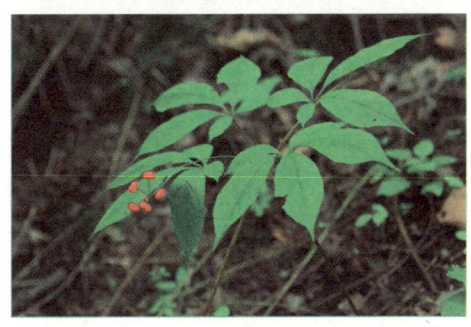

人参

黄精煨肘

原料 猪肘750克，黄精、党参各9克，冰糖120克，大枣20个，盐、料酒、葱段、姜片各适量。

制法 ①将黄精、党参切片，装入纱布袋内，扎口；大枣洗净。②猪肘刮洗干净，入沸水锅内焯去血水，捞出洗净。③冰糖取50克，入炒锅炒成深黄色糖汁。④将猪肘、药袋共置砂锅中，加适量水及葱段、姜片、盐、料酒，用大火烧沸，撇去浮沫。⑤放入冰糖汁、冰糖及大枣，用小火慢煨2小时至肘子熟烂，取出药袋不用，即成。

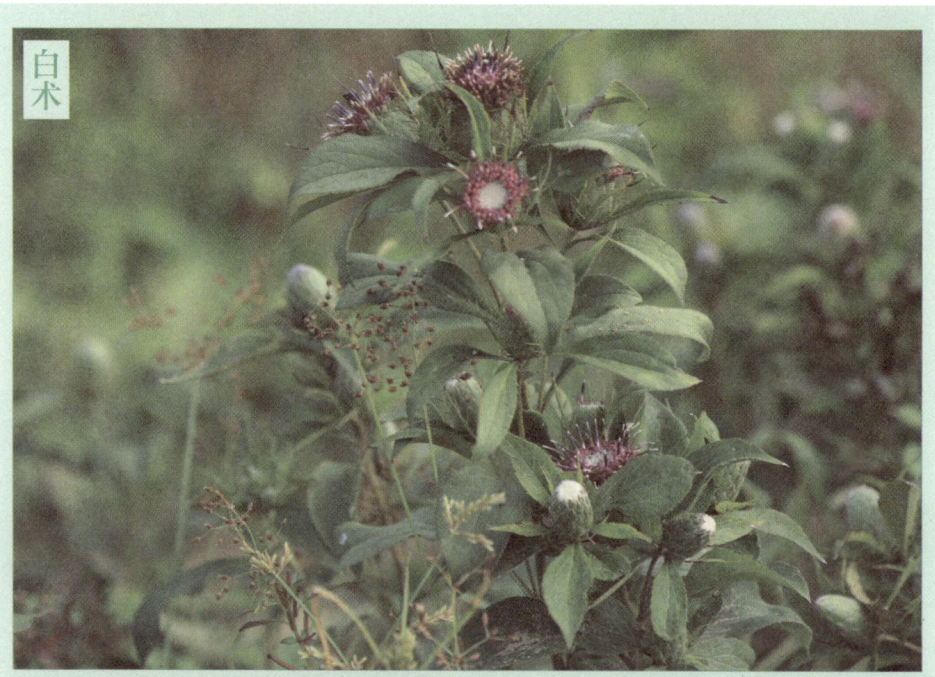

白术

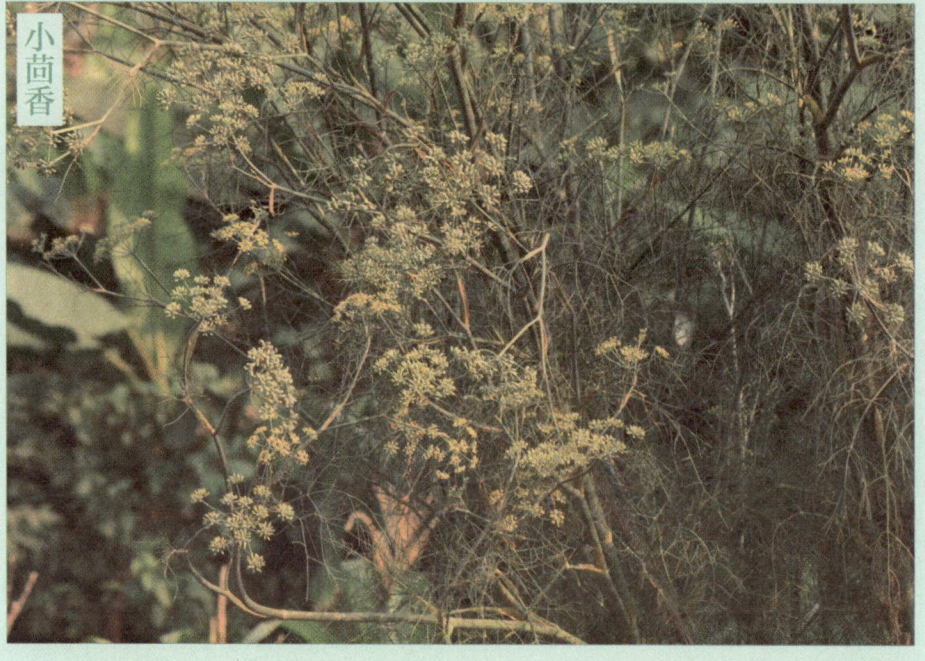

小茴香

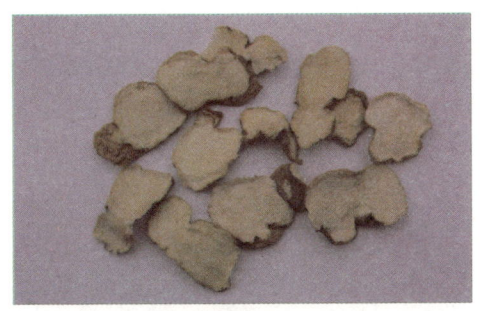

黄精

功效 补中益气，养阴生津，润心肺，强筋骨。

蜜枣扒山药

原料 山药1000克，蜜枣150克，罐头樱桃10个，猪网油1张（碗口大），猪油15克，白糖200克，桂花卤（桂花酱）、水淀粉适量。

制法 ①将山药洗净煮熟，剥去皮，切成长4厘米的段，顺长段剖为4片。②蜜枣洗净，切成两半，去核；猪网油洗净，沥干水分；罐头樱桃去核。③扣碗内抹上猪油，将猪网油平垫碗底，放入樱桃，蜜枣围在樱桃周围，再将山药码在蜜枣上，码一层山药，撒一层白糖，依次把山药码完，淋些猪油，最上层加入桂花卤。④扣碗上屉入锅蒸熟，取出扣碗，除去桂花渣、油渣，翻扣盘内。⑤炒锅内加水少许，放入白糖烧开溶化，用水淀粉勾成稀芡，浇入盘中即成。

功效 补益脾胃，补肾养心。

参芪清蒸羊肉

原料 熟羊肋条肉500克，党参、黄芪各15克，水发香菇1个，玉兰片3片，葱段、姜片各10克，清汤200毫升，花椒、盐、味精、料酒、胡椒粉各适量。

制法 ①将党参、黄芪切片，水煎取浓汁30毫升。②熟羊肋条肉切成长6厘米、宽3厘米的片。③将玉兰片尖朝外在碗内摆成三叉形，水发香菇面朝下放在当中，羊肉面朝下整齐地码在碗内，碎肉放在上边，加入盐、葱段、姜片、花椒、味精、料酒、胡椒粉，倒入清汤及党参黄芪浓缩汁。④用盘扣住，在大火上蒸30分钟，揭去盘盖，余汁倒在锅内，将肉合在大碗内。⑤锅内添入清汤，烧沸后撇去浮沫，浇在羊肉上即成。

功效 温中益气，健脾利水，双补气血。

鲫鱼汤

原料 鲜鲫鱼1条，黄豆芽30克，通草3克。

制法 ①将鲫鱼宰杀，去鳞、内脏，洗净。②黄豆芽、通草分别洗净。③鲫鱼、黄豆芽和通草共置锅中，加适量水炖煮，至鱼熟汤成。④捞出黄豆芽、通草不用，单食鱼与汤。

功效 温中下气，利水通乳。

陈皮扒鸭条

原料 熟白鸭肉200克（去骨），陈皮20克，酱油25毫升，清汤100毫升，姜片、蒜片、葱段、大料、水淀粉、味精、白糖、料酒、植物油各适量。

制法 ①将陈皮洗净，水煎取浓缩汁20毫升。②熟白鸭肉用刀片成条。③炒锅放植物油烧热，放入葱段、姜片、蒜片、大料，烹入料酒，放入清汤、酱油、白糖，沸煮片刻后捞出调料不用。④将鸭条面朝下放入炒锅内，改用小火炒透。⑤改大火，加味精、水淀粉及陈皮浓汁，淋入少许植物油，翻匀出锅即成。

功效 健脾，开胃，补虚。

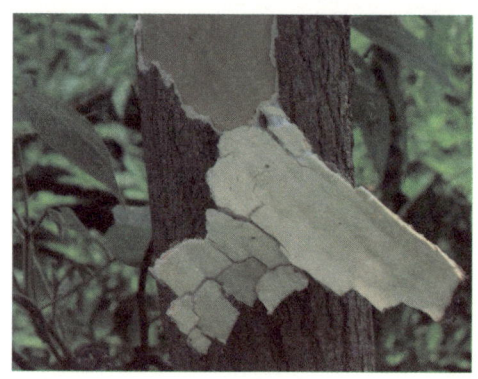

杜仲

用小火熬至微黄色。③将药汁连同银耳汁共置锅中，以小火熬至银耳软烂成胶状，加入冰糖水调匀即成。早、晚各温服一小碗。

功效 养阴润肺，益胃生津。

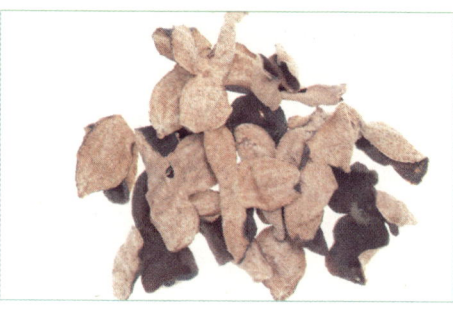

陈皮

银耳杜仲羹

原料 银耳、炙杜仲各20克，灵芝10克，冰糖水150毫升。

制法 ①将炙杜仲和灵芝水煎3次，合并三煎汁，用小火熬至1000毫升。②银耳用凉水泡发，去除杂质，加水

栗子烧白菜

原料 栗子仁200克，白菜心150克，鸡汤250毫升，葱姜油75毫升，水淀粉25克，鸡油、植物油、盐、味精、料酒、白糖各适量。

制法 ①将栗子仁放入六成热的植物油锅中炸熟，再放入鸡汤内煨酥，捞出控净汤。②白菜心去掉叶，梗切成6厘米长、1.5厘米宽的条，在沸水锅中焯烫一下，捞入凉水中。③锅中放入葱姜油烧热，烹入料酒，加入鸡汤、盐、味精和白糖，倒入栗子仁和白菜条，用小火煨5分钟。④用水淀粉勾芡，出锅前淋入鸡油即成。

功效 补脾健胃，补肾强筋。

十全大补羊肉煲

原料 羊肉500克,茼蒿200克,当归、白芍、党参各6克,川芎、熟地黄、茯苓、白术、甘草各3克,盐适量。

制法 ①羊肉用热水焯烫,捞起,用冷水冲洗干净,沥干。②茼蒿洗净。③将当归等药材一起装入纱布袋内,扎口。④羊肉、药袋共置砂锅中,加水2000毫升,先用大火煮沸,再改小火煮50分钟,然后加入茼蒿,稍煮。⑤除去药袋不用,入盐调味即成。

功效 强脾胃,促吸收。

八宝豆腐

原料 豆腐2块(约重100克),桂花、蘑菇、香草、花生仁、瓜子仁、核桃仁、香油、酱油、葱、盐、植物油各适量。

制法 ①将豆腐切块,用油煎炸至表面黄色。②花生仁、瓜子仁、核桃仁分别入油中炸透。③蘑菇洗净。④炒锅放植物油烧热,放入煎豆腐、桂花、蘑菇、香草、花生仁、核桃仁、瓜子仁,加酱油、盐、葱煮沸,最后浇上香油即成。

功效 开胃,助消化。

参枣米饭

原料 糯米250克,大枣50克,党参25克,白糖100克。

制法 ①将糯米淘净,大枣洗净。②党参切片,与大枣25克加水同煎,取浓汁50毫升。③将剩余大枣放在碗底,上面放糯米,加水上屉蒸熟,翻扣在盘中。④糯米上摆上党参片、大枣。⑤将党参大枣浓汁倒入锅中,放入白糖,最后浇在枣饭上即成。

功效 健脾益气。

益脾饼

原料 白术120克,干姜、生鸡内金各60克,熟枣肉250克。

制法 ①将白术、鸡内金分别轧细,入锅焙熟。②干姜研细粉末。③白术、鸡内金、干姜粉与熟枣肉同捣如泥,做小饼,入锅烘干即成。

功效 温中补脾,助胃消化。

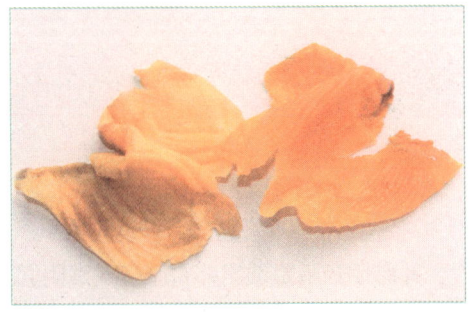

鸡内金

麦芽山楂饮

原料 炒麦芽10克,炒山楂6克,红糖适量。

制法 ①将麦芽、山楂水煎取汁。

②放入红糖，搅匀即成。

功效 和胃，消食，导滞。

参杞烧海参

原料 水发海参300克，党参、枸杞子各10克，玉兰片50克，酱油10毫升，料酒15毫升，水淀粉25克，清汤75毫升，白糖、味精、花椒油、植物油各适量。

制法 ①将党参切片，水煎取浓汁10毫升；枸杞子洗净，上屉蒸熟。②水发海参顺直切块，用沸水焯烫。③玉兰片切薄片，用沸水焯烫一下。④炒锅放植物油烧热，放葱煸香，倒入海参块，加酱油、料酒、白糖、清汤翻炒，汤沸时改小火煨烧，烧至汤汁适宜时，加入党参浓缩汁及玉兰片。⑤加白糖、味精调味，放入蒸熟的枸杞子，用水淀粉勾芡，淋入花椒油即成。

功效 补脾胃，益精血。

补肺阴

补肺阴药膳是选用补益肺气、滋阴润肺的中药，配合一些食物经烹调而成的食品。这类药膳具有补益肺气、滋阴润肺、止咳的功效；适用于肺气虚弱或肺阴不足之症。肺气虚，可出现气短懒言、咳嗽、咳痰清稀、喜温畏寒、自汗、易感冒、面色苍白等症状；肺阴虚，可出现咳嗽、干咳无痰或痰少而黏、形体消瘦、午后潮热、两颧发红等症状。

秘方精选

羊肺汤

原料 羊肺1具，杏仁9克，柿霜、绿豆粉、酥油各30克，蜂蜜60毫升。

制法 ①将杏仁研成细末，与柿霜、绿豆粉、酥油共置碗内，倒入蜂蜜，加水少许调成浓汁。②羊肺洗净，将药汁灌入羊肺内。③羊肺放入容器中，加水500毫升，上火隔水炖熟，取出。④将羊肺放入碗中，浇上汤汁即成。

功效 滋肺阴，止咳喘。

白及冰糖燕窝

原料 燕窝10克，白及15克，冰糖少许。

制法 ①将燕窝、白及共置蒸锅中，加水适量，隔水蒸炖至极烂，滤去渣。②放入冰糖，再炖片刻即成。

功效 补肺养阴，止嗽止血。

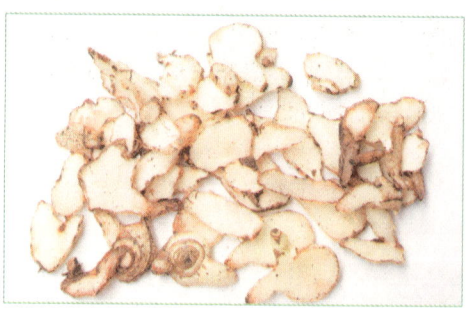

白及

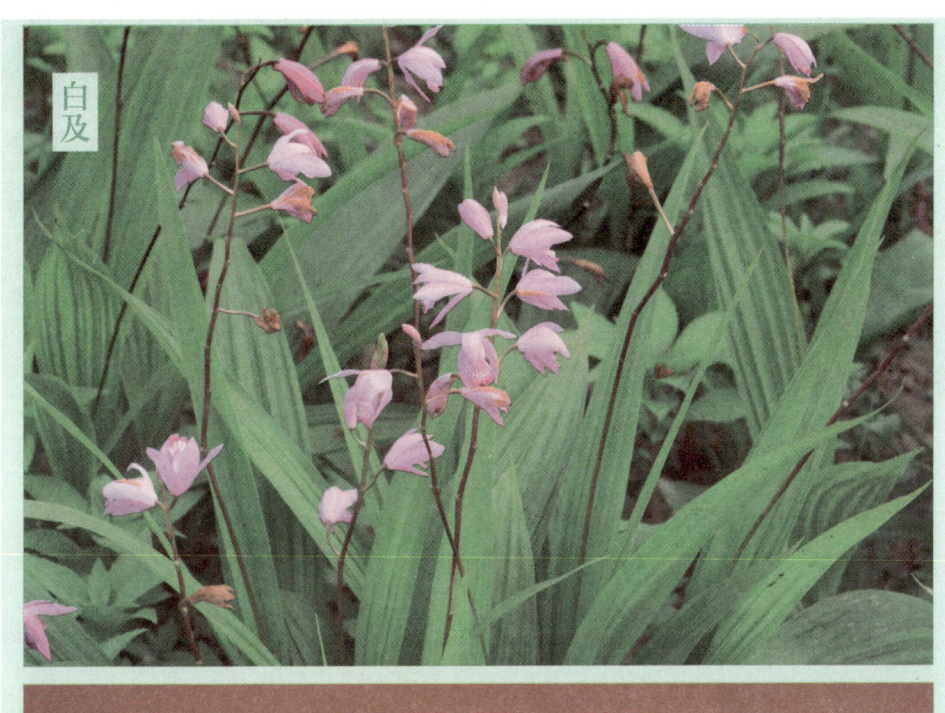

白及

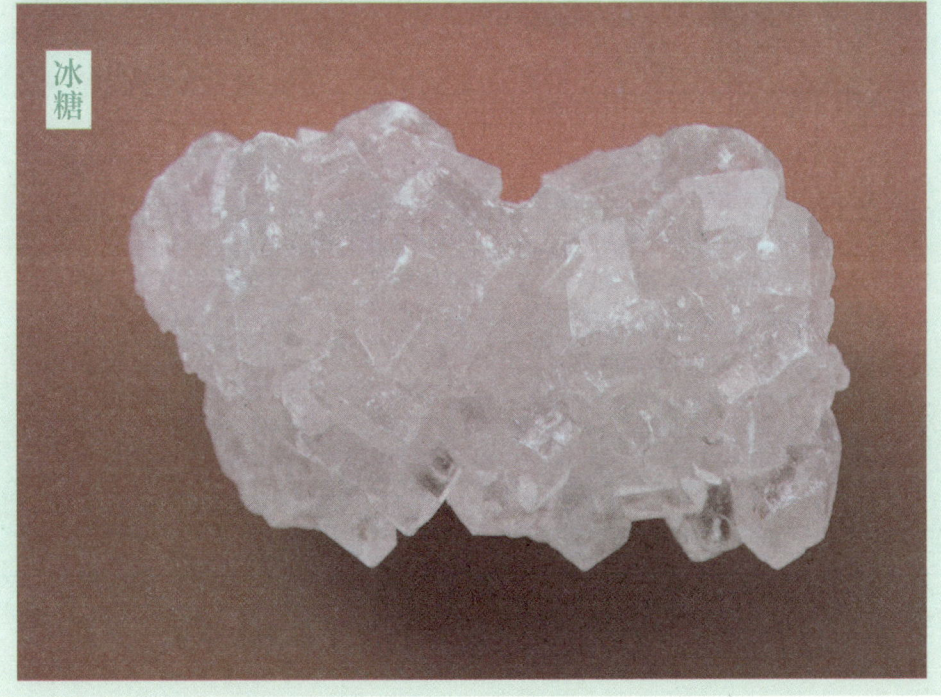

冰糖

川贝酿梨

原料 糯米、蜜饯冬瓜条各100克，雪梨6个，川贝母12克，冰糖180克，白矾适量。

制法 ①将川贝母打碎；白矾加水，溶化成白矾水2000毫升；糯米淘净，蒸成米饭；蜜饯冬瓜条切成黄豆大颗粒。②将雪梨去皮，从蒂把处切下1块为盖，用小刀挖出梨核，再将雪梨浸没在白矾水内以防变色，然后捞出雪梨在沸水中烫一下，用凉水冷却，沥干水分。③将糯米饭、蜜饯冬瓜条、川贝母与一半冰糖（打碎）和匀，塞入梨内，合上梨把，装入盘内，上锅蒸40分钟，至雪梨熟烂取出。④取锅加水200毫升烧沸，放入冰糖烧化成浓汁，逐个浇淋在雪梨上即成。

功效 润肺消痰，降火除热。

虫草全鸭

原料 冬虫夏草、葱段各10克，老公鸭1只，料酒15毫升，姜片5克，胡椒粉、盐各3克，味精适量。

制法 ①将老公鸭宰杀，除去脚爪、内脏，用沸水略焯烫片刻，捞出，用凉水冲洗干净；冬虫夏草用温水洗净。②将鸭头顺颈劈开，放入8～10颗冬虫夏草，再用棉线将鸭头扎合缠紧，余下的冬虫夏草同姜片、葱段一起装入鸭腹内，放入小坛中。③往坛中注入水，加盐、胡椒粉、料酒，

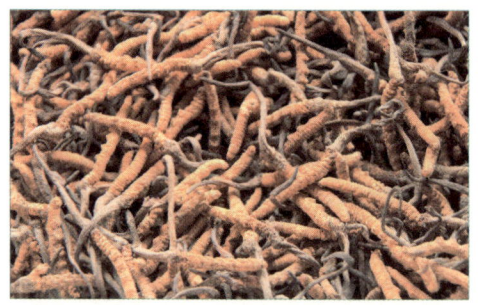

冬虫夏草

封严坛口，上锅蒸1.5小时至鸭熟。④出笼，开启坛口，拣去葱、姜不用，加入味精调味即成。

功效 益肺气，止喘嗽。

川贝雪梨椰子炖瘦肉

原料 川贝母25克，椰肉1/2个，雪梨2个，瘦肉150克。

制法 ①将椰肉切扁条；雪梨洗净，去皮、核，切块。②瘦肉洗净，剁成粒状。③所有原料共置砂锅中，加水适量，盖上锅盖，炖3小时即成。

功效 润肺养颜，清热止咳。

鲜莲银耳汤

原料 干银耳10克，鲜莲子30克，鸡清汤1500毫升，料酒、盐、白糖、味精各适量。

制法 ①将干银耳用水泡发，去杂质，洗净，放入大盆内，加鸡清汤150毫升，蒸1小时至熟透，取出，装入碗内。②鲜莲子去皮、心，入沸水中焯

烫，装入银耳碗内。③剩余鸡清汤倒入锅中，烧沸，加入料酒、盐、白糖、味精，稍煮，浇入银耳莲子碗内即成。

功效　滋阴润肺，健脾，安神。

玉参焖鸭

原料　老鸭1只，玉竹、北沙参各50克，葱段、姜片、盐、味精各适量。

制法　①将老鸭宰杀，去毛、内脏。②老鸭、北沙参、玉竹、葱段、姜片共置砂锅中，加水适量，先用大火烧沸，再改小火焖煮1小时以上。③待鸭肉熟烂时，放入盐、味精调味即成。

功效　补肺滋阴。

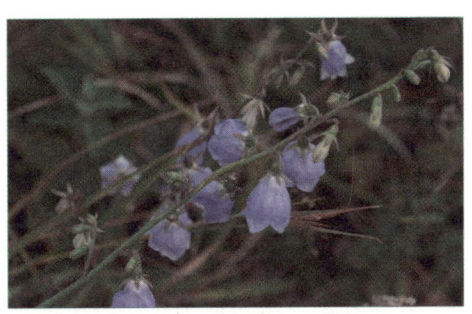

南沙参

如膏。②药汁加入蜂蜜（约为药膏的2倍量），煮沸后停火，待冷却后装瓶。每次1汤匙，以沸水冲服，每日3次。

功效　清肺热，补元气。

黑芝麻膏

原料　黑芝麻250克，生姜汁、蜂蜜各100毫升，冰糖100克。

制法　①将黑芝麻去杂质，研成细粉。②黑芝麻粉与生姜汁、蜂蜜、冰糖拌匀，上火隔水炖2小时即成。每次含服2匙，每日3次。

功效　润肺胃，补肝肾。

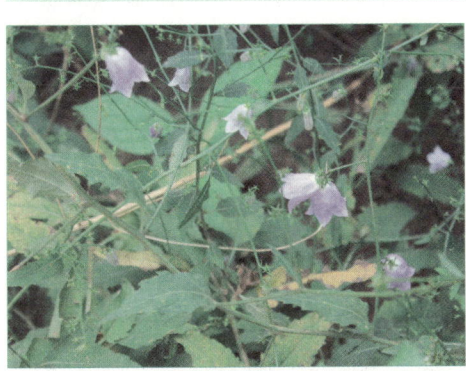

北沙参

龙眼参蜜膏

原料　党参250克，南沙参125克，龙眼肉120克，蜂蜜适量。

制法　①将党参、南沙参、龙眼肉加水浸泡透发，水煎3次，每次煎20分钟，合并三煎液，以小火收汁，至黏稠

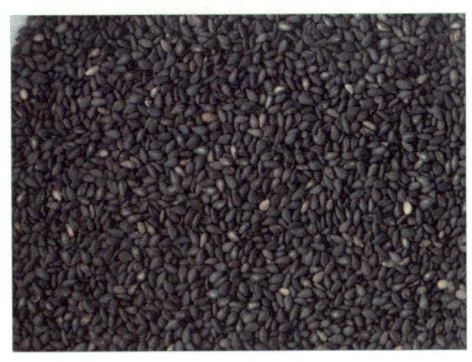

黑芝麻

补肝肾

补肝药膳是选用养肝柔肝、养血明目、息风潜阳的中药,配合一些食物,经烹调而成的食品。这类药膳具有养肝、补血、明目,兼滋肾潜阳、镇静的功效;适用于肝血不足、阴不制阳引起的虚风内动,症见头晕目眩、视物昏花或双目胀痛、性急易怒、两胁疼痛、手足麻木,甚或半身不遂、脉弦细而浮等。

补肾药膳是选用补肾气、温肾阳、滋肾阴的中药,配合一些食物,经烹调而成的食品。这类药膳具有温肾壮阳、填精生髓的功效;适用于肾虚证。肾虚证包括肾阴虚和肾阳虚,症状表现为腰膝酸软、头昏耳鸣、少寐健忘、遗精尿频、潮热盗汗、口干或形寒肢冷、喘逆等。

秘方精选

山药枸杞蒸鸡

原料 净母鸡1只(约1500克),山药40克,枸杞子30克,水发香菇、火腿片、笋片各25克,料酒50毫升,清汤1000毫升,味精、盐各适量。

制法 ①将山药去皮,切纵片;枸杞子洗净。②净母鸡去爪,剖开背脊,抽去头颈骨留皮,下沸水锅内焯烫后取出,洗净血污。③将鸡腹向下放在汤碗内,加料酒、清汤和水发香菇、笋片、火腿片铺在鸡面上,放入其他原料,上屉蒸2小时,待鸡酥烂时取出,加盐、味精调味即成。

功效 补肝肾,益精血,健脾胃。

天麻鲤鱼

原料 鲜鲤鱼1条(约1500克),天麻25克,川芎、茯苓各10克,酱油、料酒、盐、味精、白糖、胡椒粉、香油、葱、姜、水淀粉各适量。

制法 ①将鲤鱼去鳞、鳃和内脏,洗净,装入盆内。②川芎、茯苓切成大片,用第二遍米泔水浸泡。③天麻放入泡过川芎、茯苓的米泔水中浸泡4~6小时,捞出,置米饭上蒸透,切成片。④将天麻片放入鱼头和鱼腹内,放入葱、姜,加水上屉蒸30分钟,蒸好后拣去葱、姜不用。⑤炒锅上火,放入酱油、料酒、水淀粉、白糖、盐、味精、胡椒粉、香油,烧成味汁,浇在天麻鱼上即成。

功效 平肝息风,定惊止痛,行气活血。

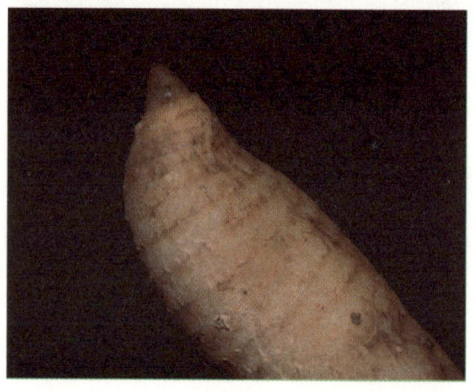

天麻

银杞明目汤

原料 鸡肝100克，水发银耳15克，枸杞子5克，茉莉花24朵，料酒、姜汁、盐、味精、水淀粉、清汤各适量。

制法 ①将鸡肝洗净，切成薄片，放入碗内，加水淀粉、料酒、姜汁、盐拌匀。②水发银耳去蒂，洗净，撕成小朵；茉莉花去蒂，洗净；枸杞子洗净。③将汤煲置于火上，倒入清汤，加入料酒、姜汁、盐、味精，下银耳、鸡肝、枸杞子烧沸，撇去浮沫。④待鸡肝熟后盛入碗内，撒上茉莉花即成。

功效 补肝益肾，明目美颜。

首乌肝片

原料 猪肝250克，制何首乌10克，水发黑木耳75克，青菜50克，酱油25毫升，料酒10毫升，味精、盐、水淀粉、葱丝、姜片、清汤、植物油各适量。

制法 ①将何首乌切片，水煎取浓汁10毫升。②猪肝洗净，切成柳叶片，用沸水焯一下，捞出沥水。③水发黑木耳择洗干净，撕成小朵，青菜洗净，各用沸水焯一下，与葱丝、酱油、料酒、味精、盐、姜片、水淀粉、何首乌汁和适量清汤一同放入大碗中，调成芡汁。④炒锅放植物油烧热，放入猪肝炸至熟透，捞出滗油。⑤锅底留油，倒入猪肝用大火炒，随即烹入芡汁，翻炒均匀，淋入少许明油即成。

功效 补肝肾，益精血，乌发明目。

汽锅乌鸡

原料 乌鸡1只，冬虫夏草、党参各10克，黄精、熟地黄各5克，玉兰片、香菇、料酒、盐、清汤各适量。

制法 ①将乌鸡宰杀，去毛、内脏，切块。②香菇用水浸泡，去杂质，洗净。③将鸡块和其他原料放入汽锅内，蒸2~3小时至鸡肉熟烂即成。

功效 补精益气，滋养肝肾。

天麻猪脑羹

原料 猪脑1个，天麻10克。

制法 ①将天麻用米泔水浸泡，洗，切成薄片。②猪脑、天麻片入锅，加水适量，以小火煮炖1小时，待羹汤稠厚，捞去药渣即成。

功效 平肝息风，定惊止痛。

桑仁粥

原料 糯米100克，桑椹30克（鲜品60克），冰糖少许。

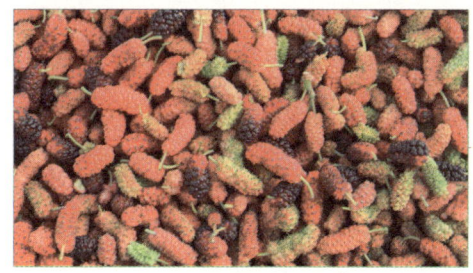

桑椹

第三章 补益类祖传秘方

制法 ①将桑椹用水浸泡片刻。②糯米淘净，与桑椹共置锅中，加水煮至粥成。③放入冰糖调味即成。

功效 补肝，滋味，养血，明目。

决明子粥

原料 粳米100克，炒决明子15克，冰糖少许。

制法 ①将决明子水煎取汁。②粳米淘净，与决明子煎汁共置锅中，加水煮至粥将熟。③放入冰糖，稍煮即成。

功效 清肝，明目，通便。

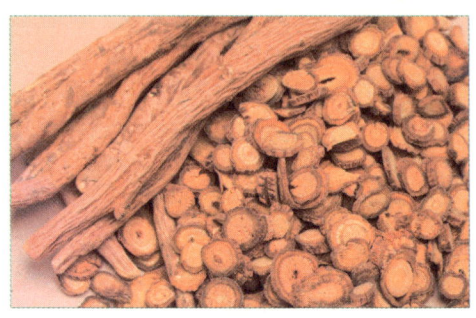

黄芩

山药龙眼炖甲鱼

原料 甲鱼1只，山药片30克，龙眼肉20克。

制法 ①将甲鱼宰杀，除去肠杂，洗净。②将甲鱼（连甲带肉）、山药片、龙眼肉共置炖盅内，加适量水清炖，至烂熟即成。

功效 滋阴潜阳，散结消肿，补阴虚，清血热。

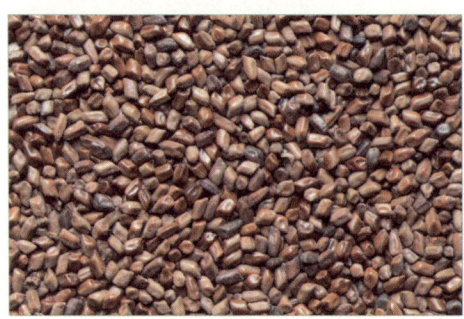

决明子

黄芩百合粥

原料 粳米60克，黄芩15克，百合30克，白糖20克。

制法 ①将黄芩洗净入锅，加水900毫升，先用大火煮沸，再改小火煎20分钟，去渣取汁800毫升。②黄芩汁与粳米、百合共置砂锅中，熬至粥熟。③放入白糖稍煮即成。

功效 除肝胆湿热。

当归羊肝

原料 当归10克，羊肝60克，蒜泥、葱段、姜片、酱油、醋、盐、料酒、味精、香油各适量。

制法 ①将当归用温水浸软，切片，装入纱布袋内，扎口；羊肝洗净。②羊肝、当归药袋共置砂锅中，放入葱段、姜片、料酒、盐，煮至羊肝熟透。③取碗1个，放入酱油、醋、味精、蒜泥、香油，调成味汁。④将熟羊肝捞出，切片，蘸味汁食用。

功效 养血，益肝，明目。

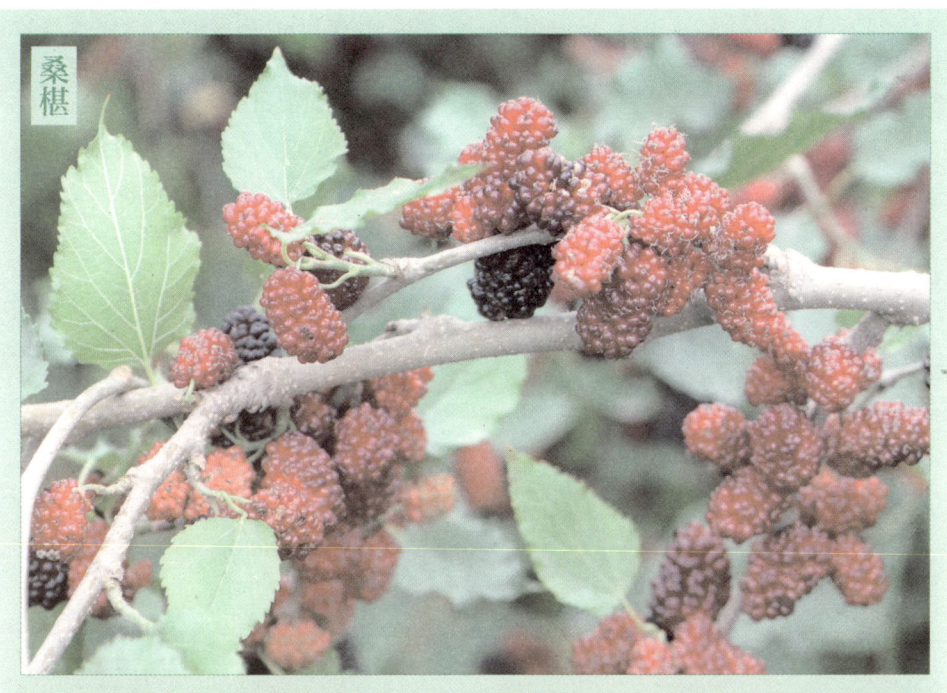

桑椹

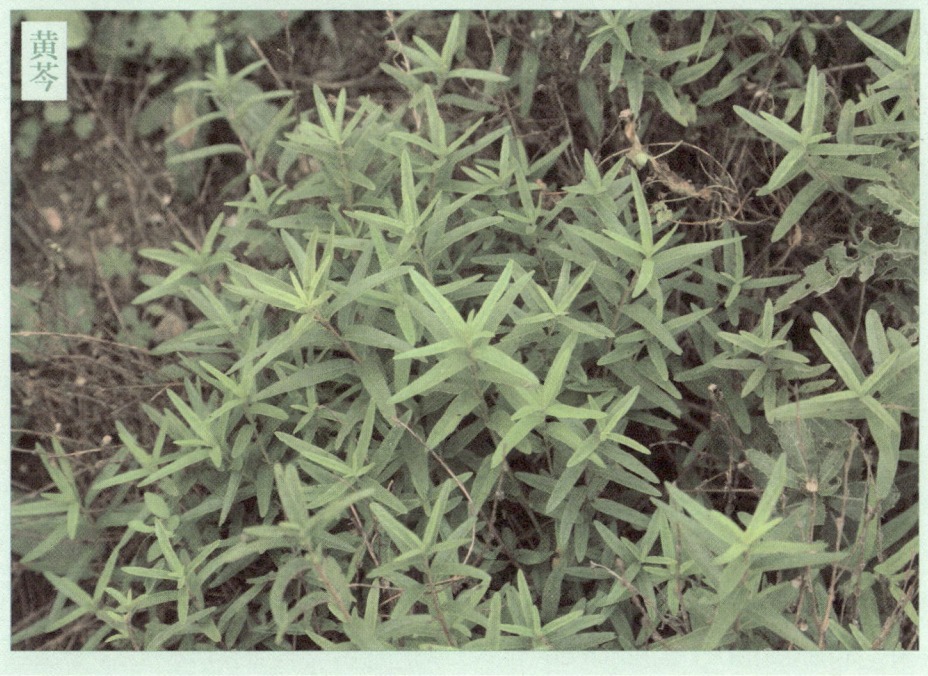

黄芩

第三章 补益类祖传秘方

黑豆小麦煎

原料 黑豆、浮小麦各30克。

制法 ①将黑豆、浮小麦分别洗净。②两者共置锅中,加适量水煮熟,去渣食用。

功效 祛风清目,益肝养气。

茅根猪肉羹

原料 鲜白茅根150克(干品100克),猪瘦肉250克,盐适量。

制法 ①将鲜白茅根洗净,切段。②猪瘦肉洗净,切成丝。③猪瘦肉丝、白茅根段共置锅中,加适量水煮熟,入盐调料即成。

功效 清热利尿,祛湿解毒。

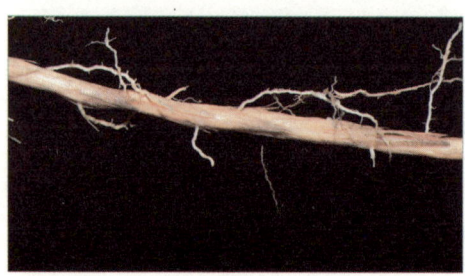

白茅根

南煎猪肝

原料 猪肝400克,鸡蛋2个(取蛋清),料酒、酱油、香油各15毫升,葱段25克,白糖5克,淀粉30克,植物油150毫升(实耗50毫升)。

制法 ①将猪肝洗净,切成长4.5厘米、宽2厘米的薄片,放在用酱油、料酒、蛋清调成的卤里腌一下,再逐片滚上淀粉。②炒锅放植物油烧至八成热,下猪肝快速滑油,捞出沥油。③炒锅放入香油、葱段、白糖略煸,放入猪肝迅速地翻炒两下,即可出锅装盘。

功效 补肝明目,补气养血。

枸杞牛肝汤

原料 牛肝100克,枸杞子30克,盐3克,味精2克,花生油25毫升,牛肉汤适量。

制法 ①将牛肝洗净,切块;枸杞子洗净。②炒锅放花生油烧至八成热,放牛肝煸炒一下,出锅。③炒锅洗净置火上,倒入牛肉汤,放入牛肝、枸杞子、盐,共煮炖至牛肝熟透。④放入味精调味即成。

功效 滋补肝肾,明目益精。

杞子南枣煲鸡蛋

原料 枸杞子30克,南枣10个,鸡蛋2个。

制法 ①将枸杞子、南枣共置锅中,加水适量,用小火炖1小时。②鸡蛋打入锅中,煮成荷包蛋即成。

功效 滋补肝肾,强壮身体。

枸杞子炖银耳

原料 银耳20克,枸杞子25克,冰糖150克,鸡蛋2个(取蛋清)。

制法 ①将银耳用水泡发,除去杂

质，洗净；枸杞子洗净，沥干。②鸡蛋打破，取蛋清。③砂锅加水烧沸，放入蛋清、冰糖搅匀，再次烧沸后，放入枸杞子、银耳，炖煮片刻即成。

功效 肝脏解毒，滋补强身。

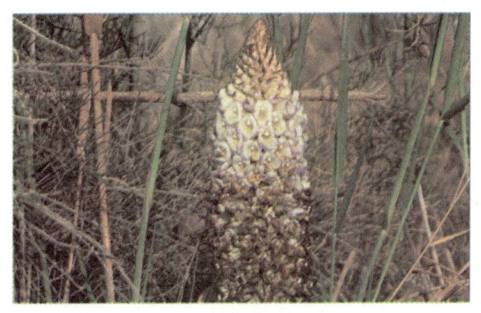

肉苁蓉

滋阴壮阳

滋阴药膳是选用滋阴中药，配合一些食物，经烹调而成的食品。此类药膳具有滋阴补肾、填精生髓的功效；适用于阴虚出现的形体羸瘦、头昏眼花、口燥咽干、虚烦不眠、骨蒸盗汗、颧红唇赤、五心烦热、腰膝酸软、遗精健忘、舌红少苔、脉细无力等症状。

壮阳药膳是选用温性壮阳药物，配合一些食物，经烹调而成的食品。这类药膳具有温肾壮阳、增强体质、兴奋性欲、提高性能力和生殖力的功效；适用于阳虚证，主要是脾肾阳虚，症见耳鸣目眩、腰膝酸软或冷痛、阳痿早泄、小便清长、大便溏泻、面色白、精神不佳、舌淡白、脉沉细无力等。

秘方精选

白羊肾羹

原料 白羊肾2个，肉苁蓉30克（酒浸），羊脂120克，胡椒、荜茇、草果各6克，陈皮3克，葱、姜、盐、酱油、水淀粉各适量。

制法 ①将白羊肾洗净，除去臊腺，切成片；羊脂洗净，切片。②肉苁蓉切片，与胡椒、陈皮、荜茇、草果一起装入纱布袋内，扎口。③羊肾片、羊脂、药袋共置砂锅中，加水适量，先用大火煮沸，再改小火炖至羊肉熟烂。④放入葱、姜、盐、酱油及水淀粉，如常法制成羹。

功效 补肾助阳。

银耳焯鸡片

原料 水发银耳30克，鸡脯肉120克，鸡蛋2个（取蛋清），鸡汤1000毫升，盐6克，料酒15毫升，味精、水淀粉、胡椒粉各适量。

制法 ①将水发银耳洗净，撕成小朵。②鸡脯肉剔去筋，洗净，切成柳叶形薄片，用蛋清上浆，放入沸水中略焯一下。③鸡汤倒入锅中，烧沸，加入盐、料酒、味精、胡椒粉，将银耳、鸡片用热汤先烫一下，捞入汤碗内。④用水淀粉勾芡，盛出鸡汤浇入汤碗内即成。

| 功效 | 补虚滋阴，润肺养胃。

仙茅炖瘦肉

| 原料 | 猪瘦肉200克，仙茅15克。
| 制法 | ①将猪瘦肉洗净，切块；仙茅洗净。②猪瘦肉、仙茅共置砂锅中，加水炖煮，肉熟烂即成。
| 功效 | 温肾暖脾，益气补血。

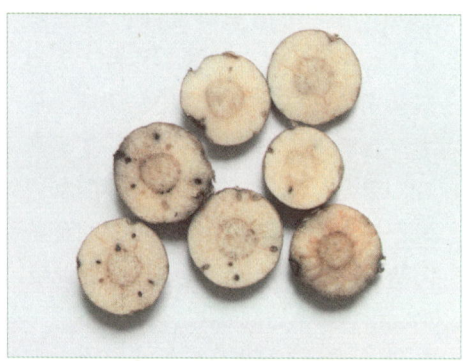

仙茅

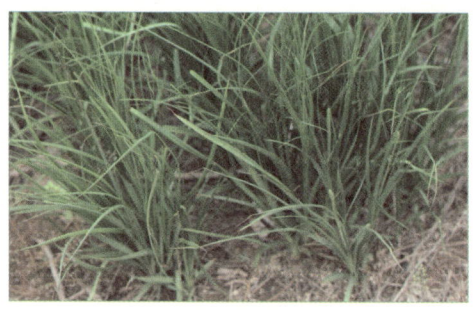

知母

银耳化液汤

| 原料 | 甲鱼1只，知母、黄柏、天冬、女贞子各10克，银耳15克，生姜片、葱段、味精各适量。
| 制法 | ①将甲鱼用沸水烫死，去甲，去内脏、头、爪。②所有药材洗净，装入纱布袋中，扎口。③把甲鱼肉放入锅内，加水、生姜片、葱段，先用大火烧沸，再改小火煨至甲鱼肉将熟。④放入银耳及药袋，甲鱼肉炖烂时出锅，加入味精即成。
| 功效 | 滋阴化液。

翡翠虾仁

| 原料 | 净虾仁150克，鲜豌豆50克，鸡蛋1个（取蛋清），葱末、姜末、胡椒粉、水淀粉、料酒、盐、清汤各适量。
| 制法 | ①将虾仁用盐、胡椒粉、水淀粉及蛋清上浆。②豌豆洗净，用沸水焯熟。③炒锅置火上，放油烧至四成热，放入虾仁滑熟，捞出控油。④用盐、胡椒粉、水淀粉及清汤兑成芡汁。⑤锅内留底油少许，下葱末、姜末、料酒、虾仁、豌豆稍炒，倒入芡汁翻炒至熟即成。
| 功效 | 健脾暖胃，补肾助阳。

锅巴虾仁

| 原料 | 鲜虾仁500克，锅巴200克，鲜豌豆100克，鸡蛋2个（取蛋清），盐15克，料酒25毫升，葱丝、姜丝各25克，水淀粉50克，鸡清汤250毫升，植物油、味精、白糖各适量。
| 制法 | ①将鲜虾仁洗净，放入碗

中，加入蛋清、盐、料酒、水淀粉挂匀上浆。②鲜豌豆洗净；锅巴掰成小块。③炒锅放植物油烧至五六成热，下鲜虾仁滑透，然后倒入漏勺。④锅底留油少许，入葱丝、姜丝煸香，下鲜豌豆煸炒，再下滑好的鲜虾仁，烹入鸡清汤，加入料酒、盐、味精、白糖调味，烧开后用水淀粉勾芡，起锅盛在大汤碗中。⑤锅上大火烧热，倒入植物油，放入锅巴炸至金黄色，捞出放在盘内，淋上少许热油，然后将做好的鲜虾立刻倒在锅巴上即可。

功效　补肾助阳，缩尿固精。

人参清汤鹿条

原料　加工鹿条200克，人参3克，清汤1000毫升，盐、白酒、料酒、味精各适量。

制法　①将人参切成薄片，用白酒浸泡法提取人参酒液，泡后人参留用。②鹿条去骨，切成厚0.6厘米的圆形片。③汤锅加入清汤、料酒、盐和味精，再放入鹿条片及人参酒液，上火烧开后撇去浮沫，倒入大汤碗中。④把泡后人参片放到汤面上即成。

功效　补肺脾，壮肾阳。

麻雀粥

原料　麻雀5只，小米30克，黄酒、葱段、盐各适量。

制法　①将麻雀去毛、内脏，洗净炒熟，用黄酒煮麻雀肉，15分钟后加水。②下小米煮粥，将熟时放入葱段、盐，稍煮即成。

功效　补肾助阳。

七味鸭

原料　老鸭1只，生地黄、熟地黄、当归身、茯苓、白术、川贝母各9克，地骨皮12克，陈甜酒1碗，豉油3杯。

制法　①将老鸭去毛及肠杂，原汤洗净，不可水洗。②将所有药材、陈甜酒、豉油都装入鸭腹内，用线缝紧，放入瓦盆中，盖好盖，并用棉纸将盆盖缝封固。③将瓦盆放在锅内，不可放水，用稻草慢火烧之，直至鸭熟烂。食时，可用酒送服鸭肉。

功效　滋阴补虚，止咳平喘。

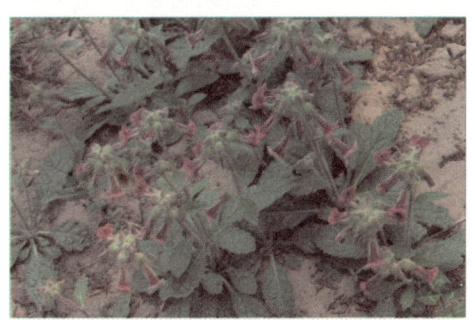

地黄

杜仲炒腰花

原料　猪腰（或羊腰）250克，杜仲15克，酱油15毫升，料酒10毫升，白糖10克，水淀粉100克，猪油40毫升、植物油500毫升（实耗50毫升）、醋、味精、葱末、姜末各少许。

制法 ①将杜仲切丝，水煎取浓汁15毫升。②猪腰片成两片，除去臊腺，划斜花刀，切成长3厘米、宽1.5厘米的长方形块，用水淀粉80克拌匀上浆。③炒锅放植物油烧热，入腰花炸至焦黄色，捞出沥油。④用酱油、醋、白糖、料酒、味精、杜仲浓缩汁、水淀粉调成味汁。⑤炒锅倒入猪油，油热后，入葱末、姜末煸香，倒入调味汁，待烧黏稠时，将炸好的腰花倒入翻炒，使汁挂在腰花上即成。

功效 补肝肾，降血压。

砂锅牛条

原料 带皮牛条1000克，净母鸡肉300克，干贝10克，熟火腿30克，鸡汤1500毫升，葱段、姜块、盐、味精、料酒、花椒、猪油各适量。

制法 ①将牛条洗净，剁成段（去掉条根大骨）；火腿切成片；干贝去筋洗净；母鸡肉在沸水锅中焯透，捞出洗去血沫。②锅中放入猪油烧热，加入花椒、葱段、姜块煸香，放入牛条段，用大火煸出血水，烹入料酒，继续煸炒，至牛条段完全断生；取出牛条段，洗净，控干水分。③砂锅中倒入鸡汤，加入葱段、姜块、料酒、盐，把牛条段、火腿片、干贝和母鸡肉放入锅中，用小火炖4小时，至牛条熟烂。④拣出葱

段、姜块不用，倒出母鸡油，加入味精，烧沸后撇去浮沫即成。

功效 补肾壮阳，暖腰膝。

海马童子鸡

原料 净仔公鸡1只（约重1000克），海马10个，盐6克，料酒20毫升，葱段、姜片各15克，味精适量。

制法 ①将海马用温水洗净。②仔公鸡放入沸水中煮5分钟，取出，剔除鸡骨取肉，连皮切成长方条，码放在蒸碗内。③蒸碗中分别放入海马、配料及调料，上屉蒸1～1.5小时，熟后拣去葱段、姜片。④加入味精调味即成。

功效 补肾壮阳。

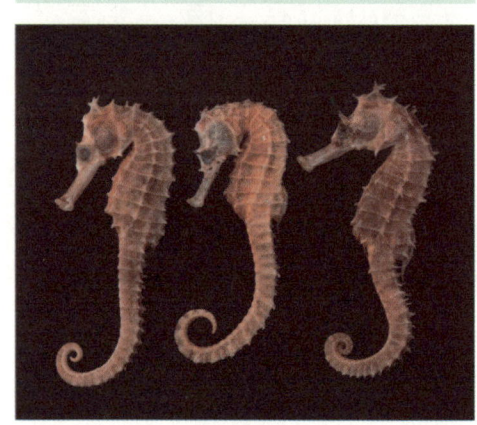

海马

金樱子粥

原料 金樱子30克，粳米50克。
制法 ①将金樱子水煎取汁。②粳米淘净，与金樱子汁共置锅中，加适

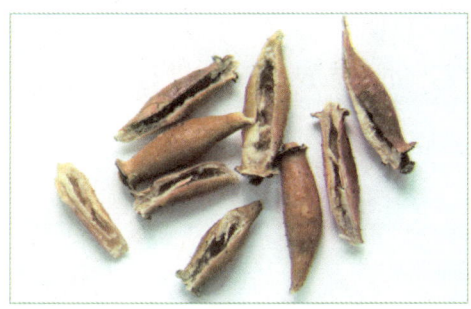

金樱子

量水煮成粥即可。

功效 益肾固精。

地黄粥

原料 粳米50克，鲜地黄30克，酥油、蜂蜜各适量。

制法 ①将鲜地黄洗净，切片，水煎取浓汁50毫升。②粳米加水煮粥，水沸后倒入地黄汁，粥将熟时再加入酥油、蜂蜜，煮熟即成。

功效 养阴清热，和中益胃。

益气促精汤

原料 母鸡1只，麻雀脑5个，黄芪、山药各20克，人参、水发香菇各15克，盐、料酒、葱、姜、味精各适量。

制法 ①将母鸡宰杀干净，去毛、内脏；麻雀脑洗净。②母鸡肉、麻雀脑共置锅中，加水煮至七成熟，放入黄芪、山药、水发香菇、葱、姜、盐、料酒，用小火煨烂为止。③人参

用沸水泡开，上屉蒸30分钟，然后加入汤内，加味精调味即成。

功效 固精益气。

枸杞汁大排

原料 排骨1000克，枸杞子30克，葱段、姜末、番茄酱、料酒、酱油、香油、水淀粉、白糖、味精、清汤、植物油各适量。

制法 ①将枸杞子洗净，水煎取浓汁30毫升。②排骨洗净控水，切成宽7厘米的扇面块，再用刀背拍肉使之松软，放入搪瓷容器中，加入料酒、酱油、葱段、姜末腌30分钟，控去酱油汁备用。③炒锅放植物油烧热，放入排骨炸2分钟，呈金黄色时捞出，控油，装盘。④另取一锅上火，倒入香油烧热，加白糖、番茄酱、味精、枸杞子煎汁及清汤，烧开后用水淀粉勾芡，浇在排骨上即成。

功效 滋阴补血，明目健身。

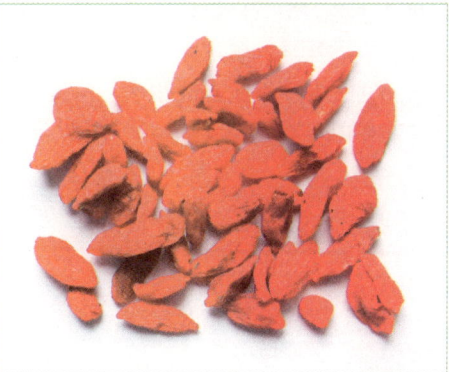

枸杞子

海参粥

原料 海参适量，粳米100克。

制法 ①将海参浸透，剖洗干净，切片，加水煮烂。②粳米淘净，与海参同入锅，煮成稀粥。

功效 补肾，益精，养血。

枸杞炸烹大虾

原料 净大虾肉500克，枸杞子30克，青蒜段50克，鸡汤50毫升，料酒、酱油各15毫升，葱丝、姜丝各10克，蒜片6克，水淀粉150克，香油5毫升，植物油1000毫升（实耗100毫升），味精、盐、醋各适量。

制法 ①将枸杞子洗净，一分为二，一份水煎取浓汁15毫升，另一份上屉蒸熟。②大虾肉切成3段，用盐1克、料酒10毫升稍腌制一下，再用水淀粉挂上厚浆。③将葱丝、姜丝、蒜片和青蒜段放入碗内，加入鸡汤、盐、酱油、料酒、枸杞煎汁和味精，调成味汁。④炒锅放植物油烧至六成热，放入虾段、葱段炸至金黄色，捞出沥油。⑤原锅留底油烧热，倒入炸好的虾段，烹入兑好的味汁及熟枸杞子，翻炒几下，淋入香油、醋即成。

功效 补肾益阳，养肝开胃。

芡实茯苓粥

原料 芡实15克，茯苓10克，粳米适量。

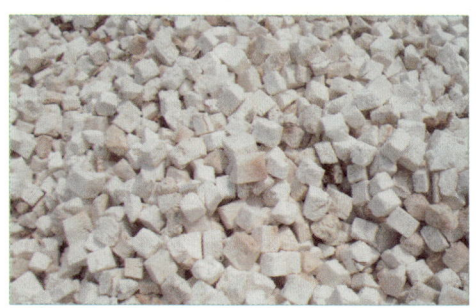

茯苓

制法 ①将芡实、茯苓捣碎，入锅，加水适量煎至软烂。②粳米淘净，倒入锅中，煮至粥熟即成。

功效 补脾益气。

核桃仁鸡卷

原料 净公鸡1只（约1250克），核桃仁60克，植物油750毫升（实耗50毫升），葱丝、姜丝、盐、料酒、味精、香油各适量。

制法 ①将核桃仁用植物油炸熟，剁碎。②公鸡从脊背下刀剔尽骨头，保持整只形不破裂，用盐、料酒、味精、葱丝、姜丝抹匀腌渍3小时。③拣去鸡身上的葱、姜，皮朝下放于案上，理开铺平，把核桃仁放在鸡身一端，向前卷成筒形，再包卷两层净布条，用细麻绳捆紧。④烧沸卤汤，放入鸡煮1.5小时，捞出晾凉，解去布条，再重新用布条裹紧捆好，再放入卤汤内煮30分钟，捞出解去布条，刷上香油。食用时切成圆形薄片即可。

功效 滋肾壮阳，补肺止咳。

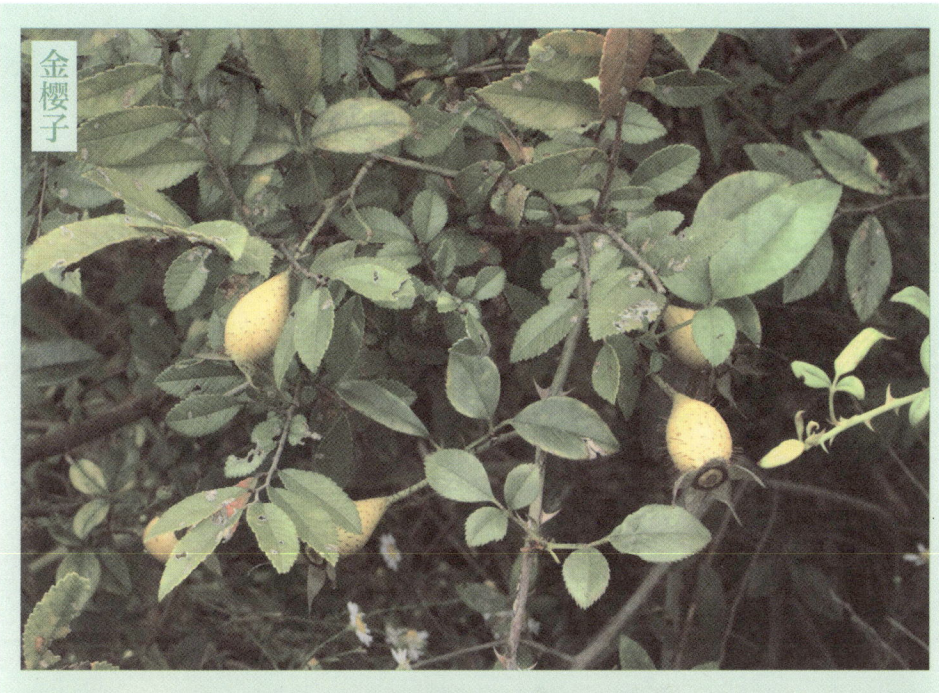

金樱子

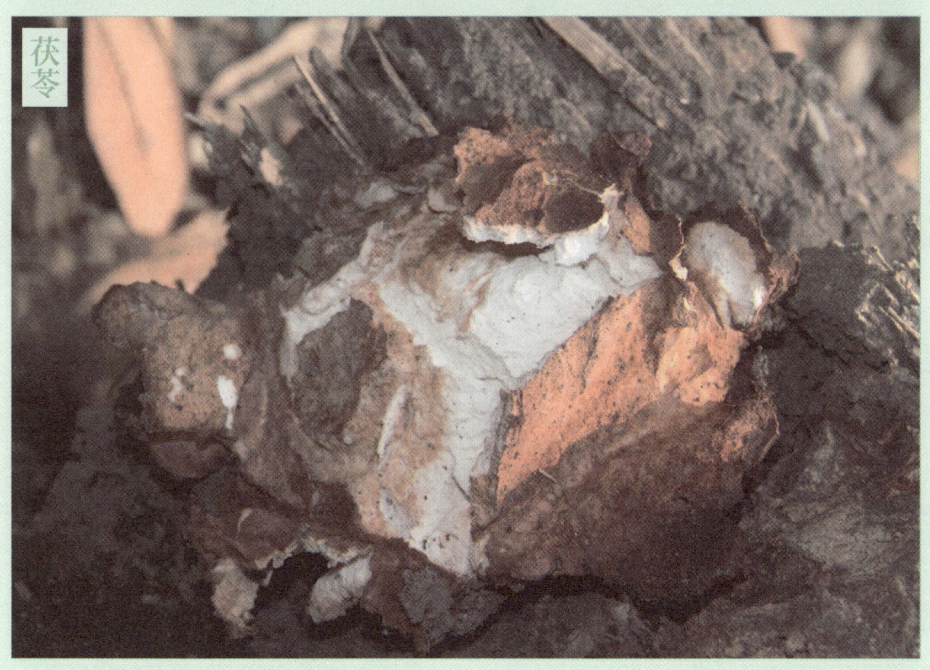

茯苓

第四章
美容保健祖传秘方

美肤驻颜

爱美之心，人皆有之。美容与饮食有着十分密切的联系。一些食物除供给人体所需的营养素外，还具有养颜、护肤、美容的作用；一些中药也具有相同的作用。将两者有机地搭配起来，制成药膳，取中药之性，用食物之味，长期食用，可令人肤色靓丽，容颜不老，青春焕发。

秘方精选

大枣菊花粥

原料 粳米100克，大枣50克，菊花15克，红糖适量。

制法 ①将大枣洗净，用温水泡软；菊花洗净，控干水；粳米淘净。②粳米、大枣放入锅中，加适量水煮至粥熟。③放入菊花、红糖，稍煮即成。

功效 健脾补血，清肝明目。长期食用可令面色红润。

冰糖燕窝羹

原料 燕窝50克，乳鸽2只，冰糖适量。

制法 ①将乳鸽宰杀，去肠杂、头及脚，取肉切丝。②燕窝浸发，拣去杂质、绒毛。③把乳鸽、燕窝放入锅内，先用大火煮沸，再改小火煲至鸽肉软烂。④加入冰糖，稍煮即成。

功效 补气润肺，滋养容颜，调理病后面色萎黄。

养颜素什锦

原料 山药、胡萝卜、西芹、芦荟、甜豆、黄金瓜各50克，百合10克，枸杞子5克，盐、味精、白糖、植物油各适量。

制法 ①将山药、胡萝卜、西芹、芦荟、甜豆、黄金瓜分别洗净，切成菱形片，焯水后备用。②炒锅放植物油烧热，将切好的原料同百合、枸杞子一起下锅翻炒，加入盐、味精、白糖调味即成。

功效 润肺养颜，止咳化痰。

莲实美容羹

原料 薏苡仁50克，莲子、芡实各30克，龙眼肉10克，蜂蜜适量。

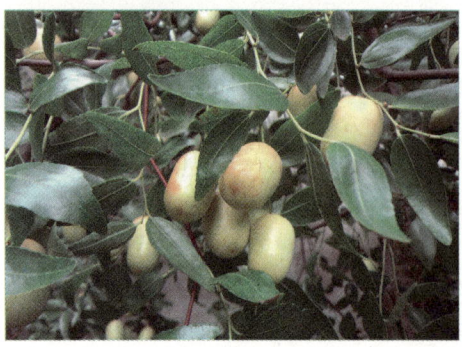

大枣

制法 ①将莲子、芡实和薏苡仁用水浸泡30分钟。②上述三味与龙眼肉共置锅中，加水适量，用小火煮至烂熟。③加入蜂蜜调味即成。

功效 消除皱纹，润泽肌肤。

香菇薏仁饭

原料 粳米250克，薏苡仁、香菇各50克，油豆腐3块，青豆半碗（100克），植物油、盐各适量。

制法 ①将薏苡仁洗净，浸透心；粳米淘净。②香菇用温水泡发，切成小块，泡香菇的水过滤备用。③油豆腐切成小块。④将粳米、薏苡仁、香菇、油豆腐、香菇浸出液等混匀，加植物油、盐调味，撒上青豆，上锅蒸熟即成。

功效 美肌肤，泽容颜，消斑疮。

人参鹿茸炖乌龟

原料 乌龟2只，人参、鹿茸片、枸杞子各12克，植物油、盐、味精各适量。

制法 ①将乌龟用沸水烫死，去内脏和龟甲，龟肉斩成块。②人参、枸杞子分别洗净。③炒锅放植物油烧热，略炒龟肉，加适量水煮沸，倒入炖盅内。④往炖盅内放入鹿茸片、人参、枸杞子，加盖，用小火隔水炖3小时，加盐、味精调味即食。

功效 补精髓，益气血，葆青春。

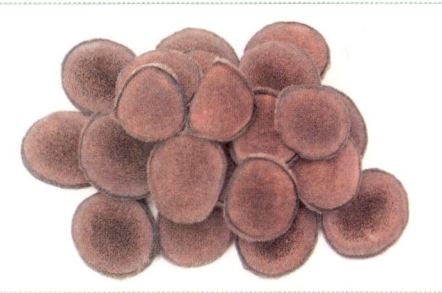

鹿茸

核桃阿胶膏

原料 大枣500克（去核），核桃仁、黑芝麻（炒熟）、龙眼肉各150克，阿胶、冰糖各250克，黄酒500毫升。

制法 ①将大枣、核桃仁、龙眼肉、黑芝麻分别研成细末。②阿胶浸入黄酒中10日，与黄酒一起置于陶瓷器中隔水蒸，使阿胶完全溶化。③加入大枣、核桃仁、龙眼肉、黑芝麻末调匀，放入冰糖再蒸，至冰糖溶化，盛于干净容器装好封严即可，随时食用。

功效 滋阴补血，美容养颜，预防衰老。

杞仁糖膏

原料 枸杞子50克，核桃仁200克，白及10克，蜂蜜100毫升。

制法 ①将白及、枸杞子、核桃仁分别焙干，研末。②蜂蜜倒入锅内，用小火炼至起黏丝。③将所有药末倒入锅内，搅匀，冷却后装瓶。每日适量食用。

功效 通经络，补气血，养容颜。尤宜面色无光、皮肤粗糙的女性食用。

乌须黑发

一些人未到老年，头发便出现脱落、干枯、变黄、分叉等问题，甚至少白头。究其原因，多由肾阴肝血不足、血气不荣、须发失养所致；或者由血热风燥引起。宜食核桃、黑芝麻、芹菜、海带、鸡蛋、山药、何首乌、豆类制品、鱼、动物肝脏等原料烹制的药膳，有助于健脑补肾、养血润燥、乌须黑发。

秘方精选

西芹拌芝麻

原料 西芹250克，姜丝10克，黑芝麻20克，盐、味精、香油各适量。

制法 ①将西芹洗净，撕去粗筋，切成粗丝，在沸水中略烫捞出，过冷水漂凉。②黑芝麻入锅，用小火炒香。③将西芹、姜丝、黑芝麻、盐、味精、香油置碗中拌匀即成。

功效 平肝清热，润五脏，乌发养颜，补肺益气。

何首乌山鸡

原料 山鸡2只，制何首乌10克，青椒100克，冬笋15克，鸡蛋1个，酱油、料酒、味精、盐、豆粉、植物油各适量。

制法 ①将何首乌水煎2次，共取煎汁20毫升。②山鸡宰杀，去毛、内脏及骨，将鸡肉切成丁。③冬笋、青椒分别洗净，切成丁。④鸡蛋取蛋清，与豆粉调匀，取一半加盐少许，给山鸡丁上浆；另一半同料酒、酱油、味精、何首乌汁兑成芡汁。⑤炒锅放植物油烧至六成热，下鸡丁滑熟，倒入漏勺内。⑥锅留底油，加入鸡丁、冬笋、青椒，倒入调好的芡汁，起锅装盘即成。

功效 补肝肾，乌须发，悦颜色，延寿命。

乌发晨粥

原料 黑米50克，黑豆25克，黑芝麻15克，大枣10个（去核），红糖适量。

制法 ①将黑米、黑豆、大枣分别洗净，用水浸泡半小时，然后放入净锅中。②锅中加入黑芝麻、红糖及水500毫升，上火煮至粥熟即成。

功效 乌发美容，补脑益智，益气活血。

桃酥豆泥

原料 扁豆150克，黑芝麻100克，核桃仁80克，白糖、植物油、猪油各适量。

制法 ①将扁豆洗净，先用沸水煮

30分钟，再上锅蒸2小时，取出豆仁，捣成细泥。②黑芝麻去杂质，入锅中炒香。③核桃仁掰成小块，用热植物油炸至酥透，捞出控油。④锅内加猪油烧至四五成热，倒入扁豆泥煸炒，炒至水分将尽时，放入白糖炒匀，再加入黑芝麻、核桃仁，拌炒均匀即成。

功效 补肝肾，润五脏，乌发美颜。

美容乌发糕

原料 黑芝麻500克，白糖250克，猪油200克，制何首乌100克，山药粉、墨旱莲、酒炒女贞子各50克。

制法 ①将制何首乌、墨旱莲、酒炒女贞子分别去杂质，洗净，烘干后研成粉末。②黑芝麻去杂质，入锅炒香，研成细粉，与白糖、山药粉、中药粉混匀。③拌入猪油，反复揉匀，装入糕箱盒内压紧压平，切成每个重50克的长方形块即成。

功效 乌须发，美颜，强筋。

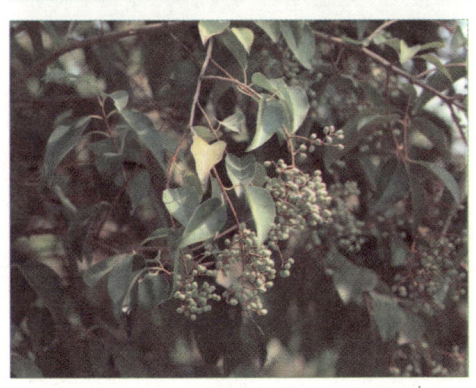

女贞子

猪肾核桃汤

原料 猪肾2个，杜仲、核桃仁各30克，沙苑子15克。

制法 ①将上述三味药和猪肾分别洗净。②所有原料共置汤煲中，加水适量，先用大火沸煮30分钟，再改小火炖至猪肾熟烂即成。

功效 补肾助阳，强腰益气，乌发。

蜂蜜桑椹膏

原料 鲜桑椹200克，蜂蜜50毫升。

制法 ①将桑椹洗净，放大碗内捣烂，滤取汁液，倒入锅中熬稠。②倒入蜂蜜，不停搅拌至熬成膏，冷却后装瓶备食。

功效 滋养肝肾，补益气血，防须发早白。

香炸山药圆

原料 鲜山药700克，黑芝麻50克，糯米粉250克，鸡蛋2个，干豆粉30克，白糖300克，植物油1000毫升。

制法 ①将鸡蛋打成蛋液，加入干豆粉调成稀蛋糊。②黑芝麻去杂质，洗净。③山药上锅用大火蒸熟，剥去皮，晾凉后捣成泥，放在碗内，加白糖、糯米粉拌匀，做成每个直径3厘米的圆子。④将圆子挂上蛋糊，滚上芝麻，入热植物油锅中炸熟即成。

功效 补益肝肾，防须发早白。

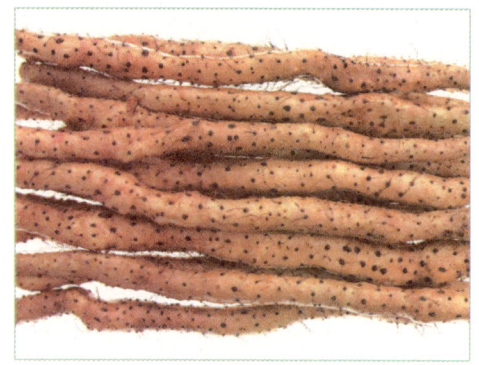

鲜山药

明眸固齿

用眼不当，眼睛常会出现发干、发涩、疲劳等问题；人上了年纪，眼睛会花，有"花不花，四十八"之说。

牙齿是人体消化系统的重要器官，起到磨谷食、助消化的作用，也是控制发声的重要门户。牙齿不注意护理，可致早早松动、脱落，或牙痛、齿龈萎缩等。以下几种药膳有助于护齿明目。

秘方精选

地黄年青酒

原料 山药100克，熟地黄50克，万年青75克，桑椹60克，黑芝麻30克，南烛子、花椒各15克，白果7.5克，酒1000毫升。

制法 ①将上述所有中药共捣碎，装入纱布袋内，扎口，放入净容器中。②倒入酒，密封容器口，7日后取饮。每次适量。

功效 补肝肾，乌须发，久服耳聪目明。

胡萝卜粥

原料 粳米50克，胡萝卜100克，猪油10克。

制法 ①将粳米淘净；胡萝卜洗净，切成碎粒。②粳米、胡萝卜粒共置锅中，加水适量，煮至粥将熟。③放入猪油，再煮5～10分钟即成。

功效 健脾和胃，养肝明目。

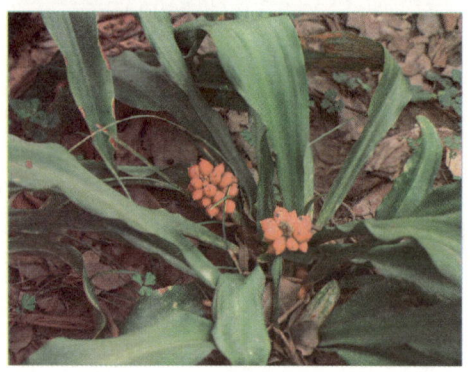

万年青

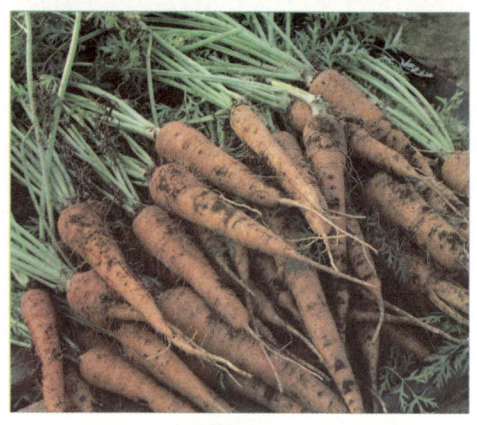

胡萝卜

鸡肝粟米粥

原料 鸡肝2个,粟米60克,盐适量。

制法 ①将鸡肝洗净,切碎;粟米淘净。②鸡肝碎、粟米共置锅中,加水适量,煮至粥熟。③加入盐调味即成。

功效 益肝明目,滋阴养血。

加味蜜饯黑枣

原料 青葙子100克,黑枣500克(去核),蜂蜜500毫升。

制法 ①将青葙子放入砂锅中,水煎3次,每次煎20分钟,合并三煎液。②青葙子煎液与黑枣共置锅中,煮至枣熟烂。③待锅中汁水将干时,倒入蜂蜜调匀,离火,冷却后装瓶备食。每次适量食用。

功效 补气明目。

猪肝蛋粥

原料 猪肝50克,鸡蛋1个,粳米50克,盐、姜末、味精各少许。

制法 ①将猪肝洗净,切碎;粳米淘净。②锅中加适量水,放入粳米和猪肝,先用大火烧沸,再改小火煮至粥将熟。③打入鸡蛋,加盐、味精、姜末调味,煮至粥熟即成。

功效 养肝明目,补血。

枸杞叶蛋汤

原料 鲜枸杞叶150克,鸡蛋2个,盐、味精适量。

制法 ①将枸杞叶洗净,切碎,加水煮至将熟。②鸡蛋调打成蛋液,淋入锅内,加入盐、味精调味即成。

功效 明目,止渴。

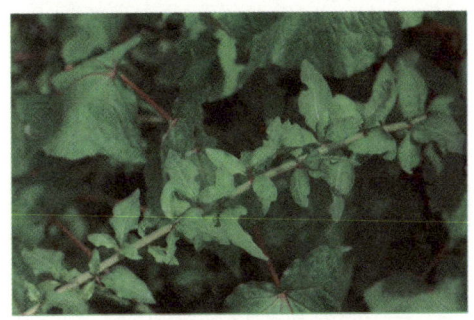

枸杞叶

萝卜枸杞炖鸭肝

原料 胡萝卜250克,鸭肝150克,枸杞子20克,葱段、姜片、料酒、植物油、盐各适量。

制法 ①将胡萝卜洗净,切成片;枸杞子洗净。②鸭肝洗净,切成片,放入沸水中焯透。③汤锅置中火上,放入植物油、适量水、葱段、姜片、料酒、盐、胡萝卜片、枸杞子,炖至汁浓。④放入鸭肝,翻炒至熟,出锅即成。

功效 清肝明目。

花生大豆煨猪蹄

原料 猪蹄1个,花生、大豆各

30克。

制法 ①将猪蹄去毛、蹄甲后清洗干净。②花生、大豆分别洗净。③上述原料共置砂锅中，加水炖至猪蹄熟烂。分次食用。

功效 益脾健胃，补肾固齿。

益智健脑

大脑是人体的一个重要部位，疾病、睡眠、记忆力都与它有着密切的关系。随着年龄增长，大脑机能会逐渐退化，记忆力开始变差。另外，一些脑力工作者和学生，由于用脑时间长，易出现脑疲劳。

将健脑益智食物与益脑的中草药配伍，烹调出益智健脑药膳，可有效改善脑功能，提高记忆力，预防大脑早衰。健脑的食物如鱼、鸡蛋、大枣、花生、松子、香菇、猕猴桃等；益脑的中草药包括酸枣仁、枸杞子、远志、合欢花、三七、益智、川芎、党参、西洋参、当归等。

秘方精选

莲子鸡丁

原料 净鸡脯肉250克，莲子60克，香菇、火腿各10克，鸡蛋1个（取蛋清），淀粉、盐、味精、植物油各适量。

制法 ①将鸡脯肉切丁，用蛋清、淀粉抓匀上浆。②香菇用水泡发，切成菱形块；火腿肉切成菱形块；莲子去心，蒸熟备用。③炒锅放植物油烧热，放入鸡丁煸炒至七成熟，沥去油，加入莲子、香菇、火腿、盐及味精，翻炒几下，出锅即成。

功效 健脾补肾，养心强身。

地黄乌鸡

原料 母乌鸡1只（约重1000克），生地黄、饴糖各150克。

制法 ①将母乌鸡宰杀，去毛、内脏。②生地黄洗净，切成条状，加饴糖拌匀，装入鸡腹内。③将鸡置于瓷盆中，隔水用小火蒸熟即成。

功效 填精益髓，补脏益智。

人参莲子粥

原料 粳米100克，人参10克，莲子10个（去心），冰糖30克。

制法 ①将人参、莲子和粳米入锅，加适量水煮粥。②粥熟后，入冰糖稍煮即成。

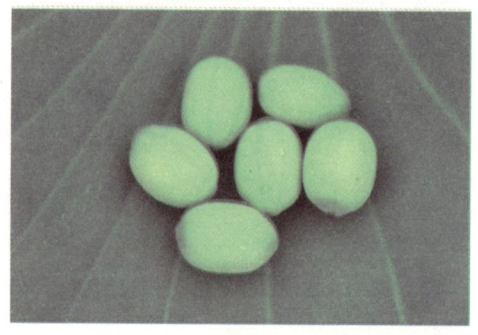

莲子

功效 大补元气，开心益智。

杞精炖鹌鹑

原料 鹌鹑1只，枸杞子、黄精各30克，盐、味精各少许。

制法 ①将鹌鹑宰杀，去毛、内脏，洗净。②枸杞子、黄精装入鹌鹑腹内，加水适量，用小火炖熟。③放入盐、味精调味即成。

功效 滋养肝肾，补精益智。

鲤鱼头豆腐健脑汤

原料 鲤鱼头1个，豆腐150克，芡实、荠菜各25克，金针菇、生姜、盐、植物油各适量。

制法 ①将鲤鱼头去鳞、鳃，洗净，切块。②芡实放入热水中浸软、去皮；生姜切片；荠菜撕成小朵。③豆腐洗净，切成2厘米见方小块，并加植物油、盐调拌。④汤煲中加水，放入鱼头和姜片，用大火煮沸，撇去浮沫，加入芡实、豆腐、荠菜、金针菇，再稍煮片刻，待芡实、荠菜、金针菇熟透即成。

功效 健脑强身。

益智羹

原料 鲜桑椹20克，龙眼肉50克，苹果200克，玫瑰蜜饯10克，冰糖适量。

制法 ①将桑椹、龙眼肉、苹果分别洗净，桑椹捣碎，龙眼肉切成颗粒，苹果切成小块。②冰糖捣碎。③汤锅加水，放入所有原料，煮至龙眼肉熟软即成。

功效 健脑益智。

杞子烧黄鱼

原料 黄花鱼1条（约750克），枸杞子20克，冬笋50克，冬菇9克，蒜薹100克，鸡蛋1个，香油100毫升，猪油、酱油各50毫升，料酒、白糖、味精、醋、盐、淀粉、高汤各适量。

制法 ①将枸杞子、冬菇、冬笋、蒜薹等分别洗净，冬菇、冬笋背切成片，蒜薹切成小段。②黄花鱼宰杀，去鳞、鳃、内脏。③鸡蛋打入碗中，加淀粉搅成糊，抹匀鱼身两面。④炒锅放猪油烧热，手拿鱼条入锅炸至金黄色，沥油。⑤另起锅，加入枸杞子、冬菇、冬笋、蒜薹、高汤及料酒、白糖，用小火收汁，勾薄芡，放入醋、味精和盐，出锅即成。

功效 健脑，明目。

花生大枣汤

原料 花生60克，大枣15克。

制法 ①将花生、大枣分别洗净。②将花生、大枣放入锅内，加水适量，煮至大枣熟烂即成。

功效 健脾补血，养心健脑。

补脑增智饮

原料 牛奶180毫升，胡萝卜100克，熟鸡蛋黄、苹果、橘子各1个，人参1.5克。

制法 ①将牛奶倒入杯中。②鸡蛋黄研碎，搅拌在牛奶里。③将胡萝卜、苹果、橘子分别榨汁，倒入蛋黄牛奶杯中。④人参水煎取汁，倒入牛奶杯中，混匀即可饮用。

功效 补脑益智，强心爽神。

养心安神

养心安神药膳指选用养心安神的中药，如龙眼肉、大枣、柏子仁、酸枣仁、百合、玫瑰花等，配合一定的食材，如猪心、羊心、鹿心等，经烹调而成的食物。其功能为养心神，补心气，益心智，镇静止惊，增强记忆力。虽然中医学临床分类有心阳虚、心阴虚、心血虚、心气虚，但在食疗药膳中，由于选用的都是性质平和的食品，只要有心慌心悸、失眠健忘的症状就可以食用。

秘方精选

葱枣汤

原料 大枣20个，葱白7根。

制法 ①将大枣用水泡发，洗净；葱白连须洗净。②大枣放入锅内，加水适量，用大火沸煮20分钟。③加入葱白，改小火煮10分钟即成。

功效 安神宁心，养阴生津。

八宝饭

原料 糯米200克，蜜枣（去核）、核桃仁、松子仁各15克，莲子、山楂条、猪油、水淀粉各25克，葡萄干、瓜子仁、青梅各10克，桂花卤5克，白糖150克。

制法 ①将糯米淘净，蒸熟后取出，加白糖50克、桂花卤2.5克、猪油拌匀。②蜜枣、青梅、山楂条分别切成小丁；核桃仁、莲子、葡萄干、松子仁、瓜子仁洗净。③取大碗1个，将步骤②所述原料（除山楂丁外）码在碗底，再码上糯米饭，上屉蒸透，取出扣在大盘内。④取锅上火，倒入水300毫升，加白糖100克、桂花卤2.5克烧沸，用水淀粉勾薄芡，浇淋在糯米饭上，撒上山楂丁即成。

功效 养心神，补气血。

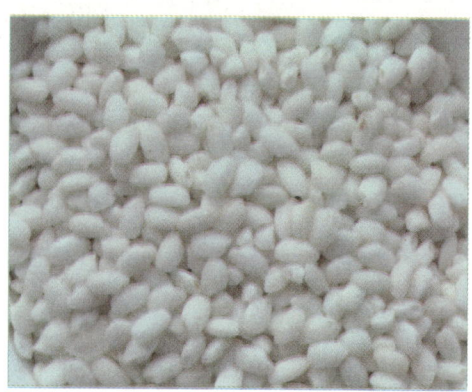

糯米

糖渍龙眼

原料 鲜龙眼500克，白糖50克。

制法 将鲜龙眼去皮、核，加部分白糖放入碗中，蒸晾各3次，直至龙眼肉变黑。再拌入剩余的白糖即可。

功效 养心血，安心神。

莲子粥

原料 莲子（去心）、粳米各30克。

制法 ①将莲子研成泥状。②粳米淘净，加水煮沸。③往锅中倒入莲子泥，煮至粥熟即成。

功效 健脾益气，宁神益志，补益精气。

柏子仁炖猪心

原料 猪心1个，柏子仁15克，盐、料酒、酱油、葱末各适量。

制法 ①将猪心洗净，切成厚片。②猪心片、柏子仁共置锅中，加适量水、料酒、盐，用小火炖至猪心软烂。③加入酱油、葱末调味即成。

功效 养心安神，润肠通便。

玉竹猪心

原料 猪心500克，玉竹20克，罐头荸荠50克，韭黄10克，鸡汤40毫升，蒜末、葱末、姜末、盐、酱油、料酒、水淀粉、白糖、胡椒粉、醋、香油、味精、植物油各适量。

制法 ①将玉竹切片，水煎取汁20毫升。②猪心洗净，切薄片，加盐、水淀粉抓匀上浆；韭黄择洗干净，切成寸段；荸荠切片。③取小碗1个，放入料酒、酱油、白糖、味精、盐、胡椒粉、鸡汤、水淀粉、玉竹煎汁，兑成芡汁。④炒锅倒植物油烧热，下猪心滑透，捞出控油。⑤锅内留油少许，入蒜末、葱末、姜末煸香，再放入荸荠片煸透，倒入猪心翻炒两下，烹入兑好的芡汁，撒上韭黄段翻炒均匀，最后淋上醋、香油即可。

功效 宁心安神，养阴生津。

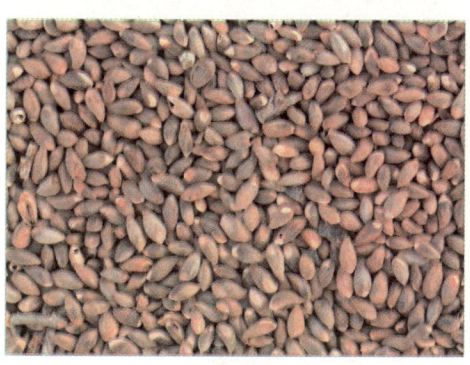

柏子仁

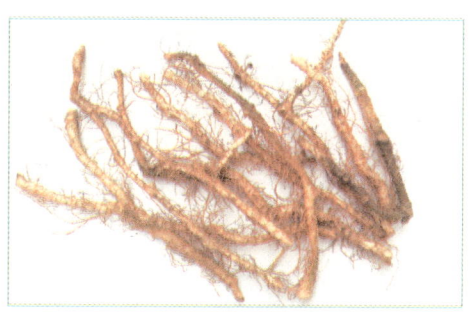

玉竹

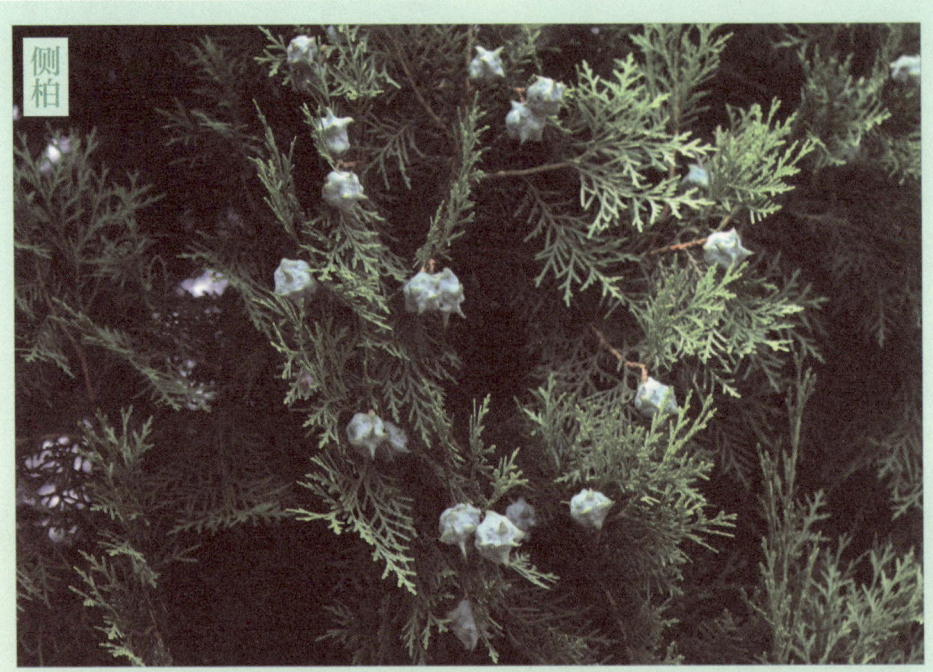

侧柏

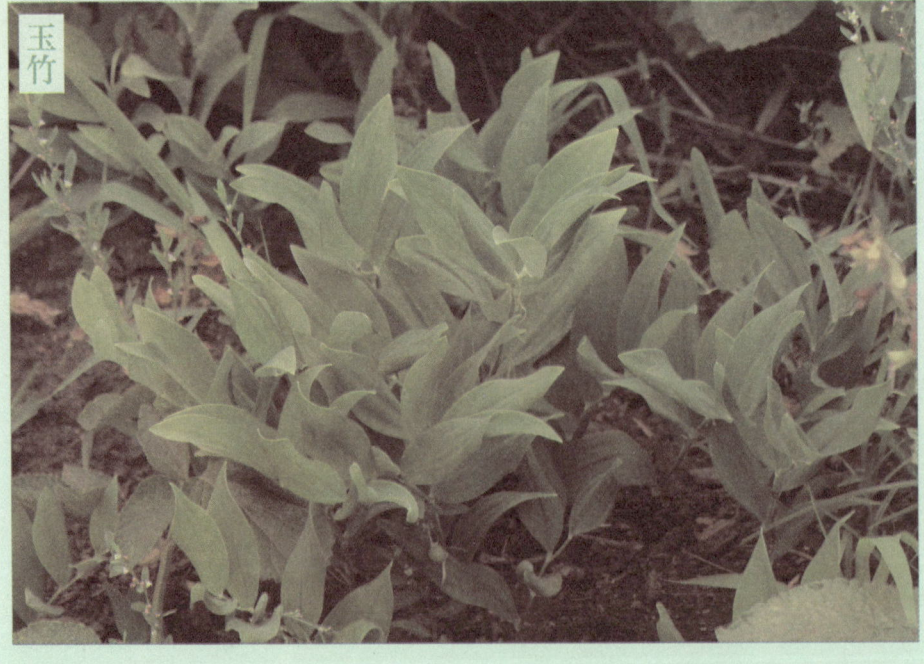

玉竹

参砂蒸蛋

原料 党参、山药各30克，朱砂6克，鸡蛋1个。

制法 ①将党参、山药研成细末，与朱砂拌匀备用。②每次取6克药末，与鸡蛋在碗内搅打均匀，入锅蒸熟食用。

功效 补气血，安心神。

注：朱砂有毒，不建议长期、过量服用。

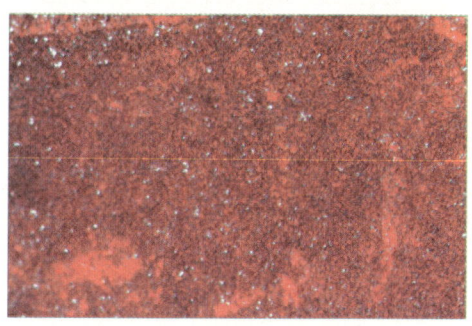

朱砂

龙眼栗子粥

原料 粳米50克，栗子10个，龙眼肉15克，白糖少许。

制法 ①将栗子去壳取肉，切成小碎粒；粳米淘净。②栗子肉粒、粳米共置锅中，加水适量，煮至粥熟。③放入龙眼肉，稍煮即成。食时加白糖调味。

功效 补心肾，益腰膝。

枸杞叶炒猪心

原料 枸杞叶250克，猪心1个，盐、白糖、酱油、水淀粉、植物油各少许。

制法 ①将猪心洗净，切片；枸杞叶洗净，备用。②炒锅放植物油烧至八成热，倒入猪心煸炒，再倒入枸杞叶翻炒，加盐、白糖、酱油调味。③待枸杞叶炒软后，用水淀粉勾芡，即可出锅。

功效 益精明目，养心安神。

莲子茯苓糕

原料 莲子（去心）、茯苓、麦冬各300克，白糖、桂花各适量。

制法 ①将莲子、茯苓、麦冬共研成粉末，倒入面盆中。②白糖、桂花也放入面盆中，加水和成面团，制成若干个糕坯。③将糕坯放入蒸锅，蒸熟即成。

功效 宁心健脾。

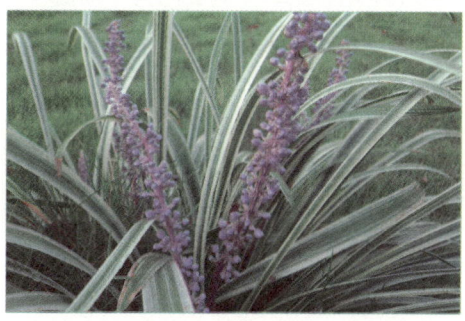

麦冬

茯苓包子

原料 茯苓30克，面粉1000克，猪肉500克，酵母粉、姜末、胡椒粉、香油、料酒、盐、酱油、大葱各适量。

制法 ①将茯苓块水煎3次，每次加水250毫升，沸煎1小时，合并三煎汁。②猪肉剁成泥，加姜末、酱油、胡椒粉、香油、料酒、盐、大葱调味，搅拌成馅料。③面粉、酵母粉、茯苓药汁混在一起，和成发酵面团，制成若干面皮，包入馅料，制成包子坯。④将包子坯上屉蒸熟即成。

功效 养心安神，健脾开胃，除湿化痰，利水肿。

菠菜人参饺

原料 猪肉500克，菠菜750克，面粉3000克，人参粉5克，姜末、葱末、胡椒粉、酱油、香油、盐各适量。

制法 ①将菠菜去茎留叶，洗净，用少许盐腌5分钟后用纱布包好，挤出汁水备用。②猪肉剁成肉末，加盐、酱油、香油、姜末、葱末、胡椒粉、人参粉及少许水，拌成馅料。③面粉用挤出的菠菜汁和成面团，饧20分钟后制成若干水饺皮，按常法包成生饺子坯。④锅中加水烧沸，下饺子煮熟即食。

功效 补气安神。

山药糊

原料 鲜山药、面粉各150克，葱、姜、红糖各适量。

制法 ①将鲜山药洗净，剥去外皮，捣烂，入锅加水煮沸。②面粉用冷水调成糊，倒入山药锅中，煮至面糊将熟。③加入葱、姜、红糖，稍煮即成。

功效 养心气，健脾胃。

百合银耳羹

原料 百合、莲子（去心）、冰糖各50克，银耳25克。

制法 ①将百合、莲子分别洗净，入锅，加水煮沸。②放入水发好的银耳，小火煨至汤汁稍黏稠。③入冰糖调味，稍煮即成。睡前服食。

功效 安神健脑。

枣仁粥

原料 酸枣仁60克，粳米400克。

制法 ①将酸枣仁炒熟，水煎取汁。②粳米淘净，与药汁共置砂锅中，煮至粥熟即成。

功效 养阴，补心，安神。

龙眼鸡片

原料 鸡胸脯肉400克，小白菜40克，龙眼肉30克，姜片、葱末各10克，鸡蛋2个（取蛋清），鸡清汤、盐、料酒、味精、胡椒粉、淀粉、香油、白糖、猪油各适量。

制法 ①将龙眼肉洗净；小白菜洗净。②鸡胸脯肉去筋膜，切薄片，用蛋清、盐、料酒、味精、胡椒粉、淀粉抓匀上浆。③取碗1个，放入鸡清汤、盐、白糖、胡椒粉、味精，调成味汁。④炒锅放猪油烧至五成热，下鸡片滑散，捞出沥油。⑤锅内留底油少许，入葱末、姜片煸香，倒入龙眼肉、滑好的鸡片、小白菜及调味汁，翻炒几下，淋上香油即成。

功效　补脾益肾，养心安神。

莲子百合麦冬汤

原料　带心莲子、百合各30克，麦冬12克，冰糖少许。

制法　①将前3种原料放入砂锅中，加水煮至莲子酥烂。②放入冰糖，稍煮即成。

功效　健脾润肺，清心宁神。

猪心枣仁汤

原料　猪心1个，茯苓、酸枣仁各15克，远志6克。

制法　①将猪心剖开，洗净，切片，置砂锅内。②酸枣仁打破，与茯苓、远志一并放入锅内，加水适量，先用大火煮沸，撇去浮沫，再改小火炖至猪心熟透即成。

功效　补血养心，益肝宁神。

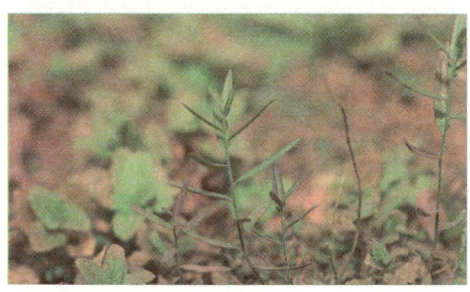

远志

瘦身减肥

肥胖困扰着许多人，肥胖不仅影响形体美，还会威胁到人体健康。肥胖与许多疾病存在因果关系，如高血压、高脂血症、脂肪肝、冠心病、糖尿病、癌症等。成年人的标准体重（千克）＝［身高（厘米）－100］×0.9。超过标准体重的10%，即可认定为肥胖。

一些食物和中草药具有减肥、瘦身的作用，如冬瓜、赤小豆、西瓜、芹菜、茶叶、海带、山楂、荷叶、决明子、泽泻、大黄等。根据个人体质情况，用它们制作药膳食用，可以收到瘦身减肥的效果，摆脱"臃肿"的体态。

秘方精选

草皮香蕉

原料　香蕉、西瓜皮各500克，玉米须、白糖各50克，山楂25克。

制法　①将香蕉去皮，切厚片放碗中，上锅蒸30分钟。②西瓜皮洗净，切小块，同玉米须、山楂水煎2次，每次煎20分钟，取汁100毫升，合并两煎汁。③煎汁与香蕉原汁倒入锅中，加白糖收汁，浇入香蕉碗中即成。

功效　解暑消脂，利尿减肥。

鸡仁冬瓜汤

原料　鸡肉350克，冬瓜500克，党参9克，薏苡仁30克，味精、盐、葱段、姜片各适量。

制法 ①将鸡肉洗净，切成长条块；冬瓜去皮，洗净，切块；党参洗净，研末。②汤锅加水适量，放入鸡肉条烧沸，撇去浮沫，加入薏苡仁、姜片、葱段。③炖至鸡肉刚熟时，放入冬瓜、党参，待全熟后，加入盐、味精调味即成。

功效 益气健脾，利湿消肿。常食能轻身减肥。

竹荪银耳汤

原料 竹荪100克，银耳10克，鸡蛋1个，盐、味精各适量。

制法 ①将竹荪放温水中泡软，洗净；银耳浸泡，去蒂，洗净；鸡蛋打成蛋液。②汤锅加水烧沸，倒入鸡蛋液，加竹荪、银耳，小火煮10分钟。③加入盐、味精调味即成。

功效 减肥健美，消除脂肪。

松叶粥

原料 粳米60克，松叶适量。

制法 ①将松叶洗净，切细丝。②粳米淘净。③粳米、松叶丝共置砂锅中，加水适量，煮至粥熟即成。

功效 益气轻身，抗衰生发。

荷叶山楂茶

原料 鲜荷叶65克，决明子、山楂、薏苡仁各15克，橘皮7克，泽泻12克。

制法 ①将鲜荷叶洗净，晒干或烘干。②所有原料一起研碎，倒入保温杯中，用沸水冲泡，代茶饮用。

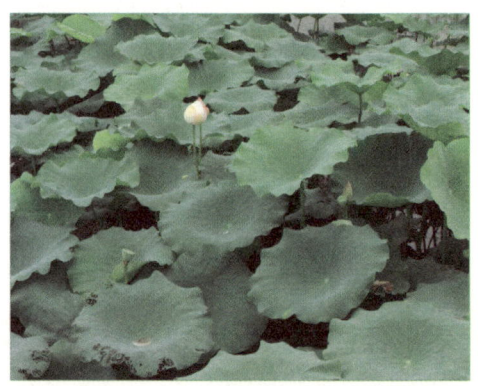

鲜荷叶

功效 理气渗湿，降脂减肥。

养颜减肥鸡汤

原料 带皮冬瓜750克，鸡1只，猪瘦肉200克，香菇10个，大枣15个，生姜2片，盐适量。

制法 ①将鸡、猪瘦肉分别洗净，切片，放入沸水中焯一下。②香菇去蒂，水发3小时，香菇水留下待用；大枣去核。③带皮冬瓜切块。汤锅加水烧沸，放入鸡、猪瘦肉、大枣、香菇、香菇水、生姜，先用大火煮10分钟，再转小火煮2小时。④往锅中加入冬瓜块，煮30分钟，加盐调味即成。

功效 清肺化痰，健脾，去水肿，养血。

三仙粥

原料 粳米60克，仙茅、巴戟天各15克，淫羊藿、知母、当归各10克，黄柏12克，蜂蜜适量。

制法 ①将仙茅、淫羊藿等六味中药水煎取汁。②粳米淘净，与药汁共置砂锅中，加水煮成稀粥。③调入蜂蜜即可食用。

功效 兴阳泻水，调节阴阳。

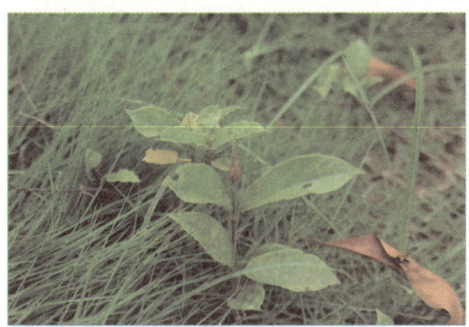

巴戟天

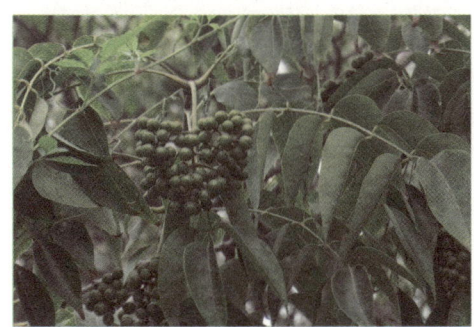

黄柏

黑木耳萝卜汤

原料 黑木耳100克，白萝卜250克，盐、味精各适量。

制法 ①将黑木耳用水泡发，去杂质洗净；白萝卜去皮，切块。②黑木耳、白萝卜块共置锅中，加水煮至汤熟。③加入盐、味精调味即成。

功效 消腻降脂，减肥。

减肥饮料

原料 海带粉25克，酸梅干2个。

制法 ①将酸梅干洗净，放入大茶杯中，再加入海带粉。②倒入250毫升沸水，冲泡10分钟即可饮用。

功效 行气消食，利水。肥胖者可常饮服。

三花减肥茶

原料 玫瑰花、玳瑁花、茉莉花、川芎、荷叶各等份。

制法 ①将上述原料共研粗末，收储瓷罐中。②用时取3～5克，用沸水冲泡10分钟，代茶饮。每日1次。

功效 利湿化痰，降脂减肥。

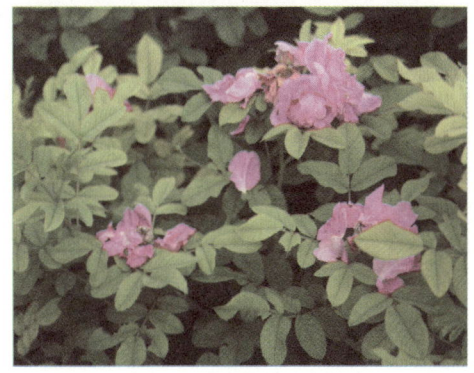

玫瑰花

女性丰胸

女性乳房大小及丰满程度，与遗传、保养等因素有关，与营养素的摄入、雌激素的刺激也有密切关联。一些中药具有丰胸的作用，如党参、杏仁、当归、黄芪、黄精、葛根、紫河车等。富含维生素E、B族维生素的食物，如卷心菜、菜花、菜籽油、粗粮、豆类、牛奶、猪肝、牛肉、蘑菇等，可促进乳房发育，避免乳房萎缩。

秘方精选

牛奶炖鸡

原料 嫩母鸡1只（约重750克），牛奶400毫升，姜片、盐、味精各适量。

制法 ①将嫩母鸡宰杀，去毛、内脏，洗净，整只放入大砂锅内。②往砂锅内加水、姜片、牛奶，上火炖3小时，至鸡肉熟烂。③放入盐、味精调味，稍炖即成。

功效 补充蛋白质，丰胸健体。

蜜汁羊肉

原料 羊肉1000克，蜂蜜200毫升，生地黄、当归身、续断各200克，牛膝100克，黄芪50克，淀粉、料酒、酱油、植物油各适量。

制法 ①上述五味中药加水同煮10小时，去渣，取浓汁。②将羊肉去皮，清除肥肉及筋膜，切成厚肉片，加水、淀粉、料酒、酱油拌匀上浆。③炒锅倒植物油烧至六成热，羊肉片入油锅滑透，捞出装盘。④中药汁中放入蜂蜜，熬成蜜汁浇羊肉片上即成。

功效 促进女性乳房发育。

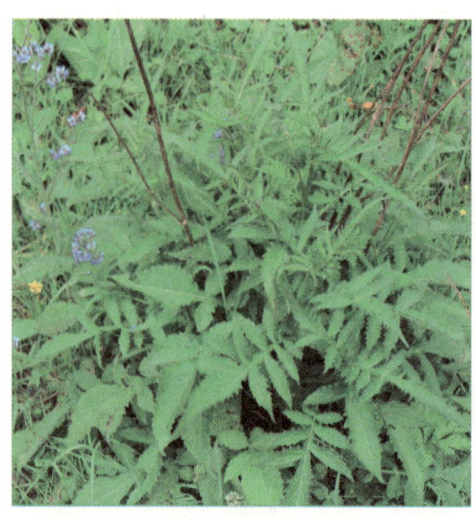

续断

花生大枣炖猪蹄

原料 猪蹄2个，带皮花生仁100克，大枣15个，盐、米酒各适量。

制法 ①将猪蹄洗净，用沸水焯烫，去除猪毛及血沫，捞出。②带皮花生仁泡水8小时以上；大枣洗净。③将猪蹄、带皮花生仁和大枣共置锅中，加水、盐、米酒，炖煮至花生与猪蹄熟软即成。

功效 丰胸健体。

黑木耳大枣汤

原料 黑木耳、大枣各10克，白糖适量。

制法 ①将黑木耳用水泡发，洗净，撕成小朵。②大枣洗净，用水浸泡。③黑木耳、大枣共置锅中，加水煮熟，以白糖调食。

功效 调节女性内分泌，促进胸部发育，补血养颜。

木瓜炖鸡汤

原料 青木瓜250克，鸡翅6个，大枣10个，黄芪50克，杏仁15克，盐适量。

制法 ①将鸡翅洗净；青木瓜洗净，切成小块；大枣洗净，挖去核。②所有原料放入砂锅内，加水适量，先用大火煮沸，撇去浮沫，再改小火煮1小时，至鸡翅熟烂。③加入盐调味，稍煮即成。

功效 健身丰乳。

健乳润肤汤

原料 猪肚1个，黄芪25克，白果60克（去心），芡实、豆腐皮各30克。

制法 ①将猪肚洗净，连同芡实、黄芪、白果共置砂锅中，加水适量，煮30分钟。②放入豆腐皮，改小火熬至汤变成奶白色即成。

功效 健乳丰胸，润泽肌肤。可促进少女乳房发育，并令肌肤水嫩。

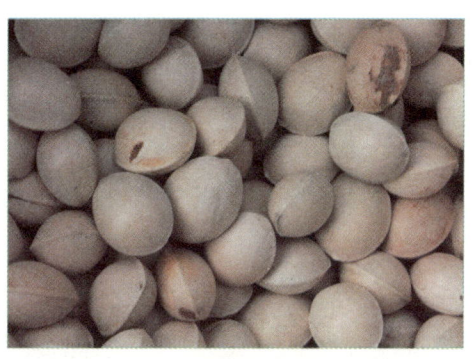

白果

白芷鲤鱼汤

原料 鲤鱼1条（约重250克），白芷20克，盐、味精各适量。

制法 ①将鲤鱼宰杀，去鳞、内脏，洗净。②白芷洗净，装入纱布袋内，扎口。③鲤鱼、药袋共置汤煲中，加水煮至鱼熟，放入盐、味精调味即成。

功效 调养气血，丰满乳房。

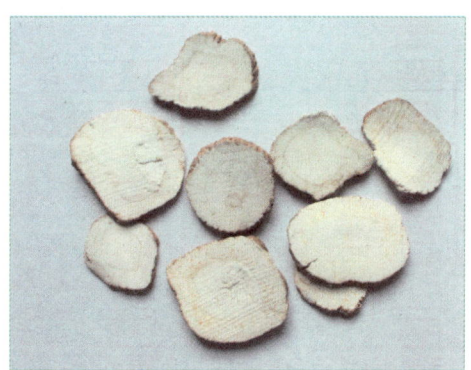

白芷

虾仁归芪粥

原料 粳米50克，虾仁10克，黄芪

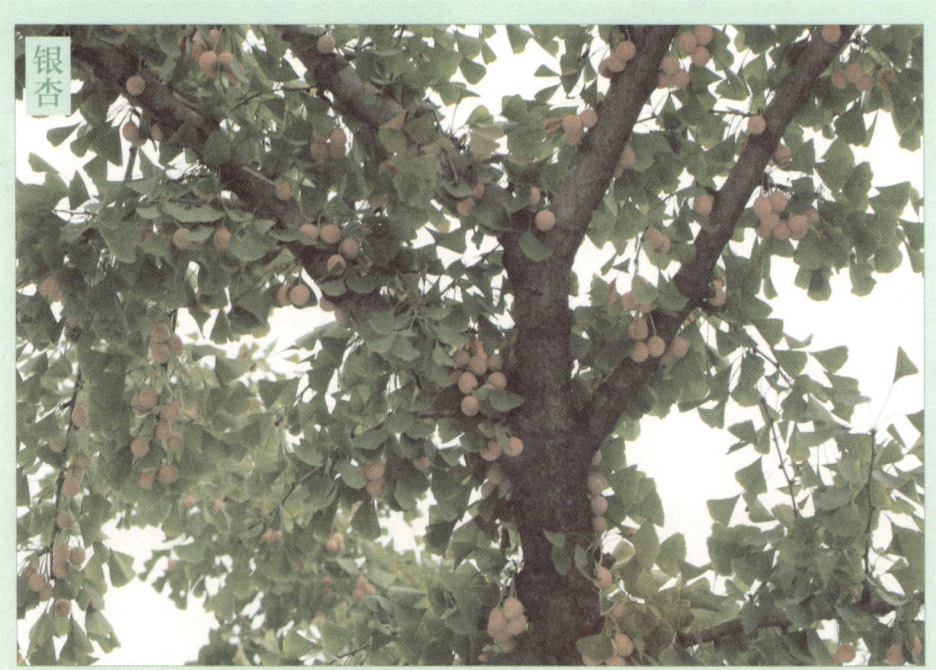

银杏

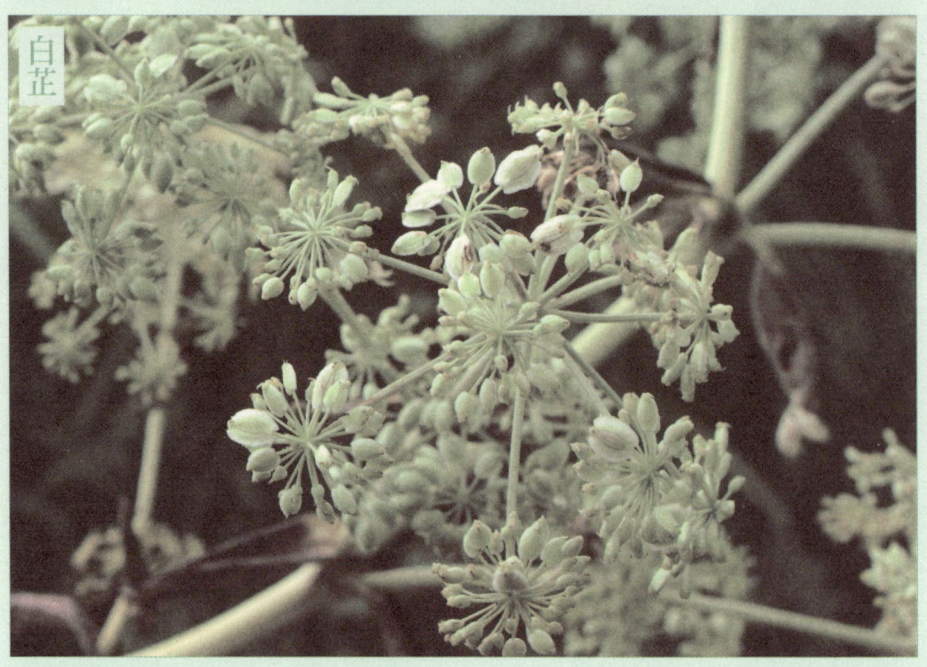

白芷

30克，当归15克，桔梗6克。

制法 ①将当归、黄芪、桔梗装入纱布袋内，扎口；粳米淘净。②药袋放入锅中，加水沸煮20分钟。③放入虾仁、粳米，煮至粥熟即成。

功效 调补气血，健美乳房。

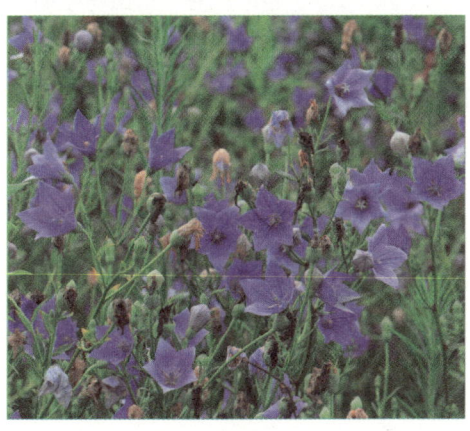

桔梗

胡椒粒猪肚煲

原料 猪肚1个，猪粉肠300克，猪瘦肉200克，白胡椒100克，盐适量。

制法 ①将猪肚切去肥油，洗擦干净，除去异味；猪粉肠洗净；猪瘦肉焯水后洗净。②将猪肚、猪粉肠放入沸水中煮10分钟，取出洗净，沥干水分。③将白胡椒装入猪肚内，用线把猪肚两端扎起来。④锅内加水烧沸，放入猪肚、猪粉肠、猪瘦肉，先用大火烧沸，再改小火煲3小时，加盐调味即成。

功效 健身丰乳，护肤养颜。

木瓜花生大枣汤

原料 木瓜750克，花生150克，大枣5个，片糖2～3块。

制法 ①将木瓜去皮、核，切块。②大枣、花生分别洗净。③上述三味与片糖共置汤煲中，加8碗水，先用大火烧沸，再改小火煮2小时即成。

功效 健身丰乳，护肤养颜。

抗衰益寿

人的寿命与身体衰老的迟缓，总的说来与先天禀赋和后天调养有关。后天调养可从滋补五脏、调养气血入手，多选用一些滋补强壮、扶正固本的中药，如人参、何首乌、黄芪、黄精、枸杞子、灵芝等，配合一定的抗衰益寿食物，制成药膳食用。抗衰益寿药膳可以调整阴阳、补养气血、健脾益气、滋肾填精，从而达到增强机体免疫能力、预防疾病、延年益寿的目的。

秘方精选

山药大枣粥

原料 山药30克，大枣10个，粳米100克，冰糖适量。

制法 ①将山药洗净，切碎；大枣洗净，去核；粳米淘净。②上述三味共置砂锅中，加水适量，煮至粥熟。③加入冰糖调味，稍煮即成。

功效 补气血，健脾胃，抗衰老。

何首乌煮鸡蛋

原料 何首乌100克，鸡蛋2个，葱、生姜、盐、料酒、味精各适量。

制法 ①将何首乌洗净，切块。②何首乌块和鸡蛋、适量水共置砂锅中，下葱、生姜、盐、料酒、味精，先用大火烧沸，再改小火煮至蛋熟。③捞出鸡蛋，剥去蛋壳，再放入锅内煮2分钟即成。

功效 补肝肾，益精血，抗早衰。

八宝鸡汤

原料 肥母鸡肉2500克，猪肉1000克，党参、茯苓、白芍、炒白术10克，炙甘草6克，熟地黄、当归各15克，川芎7克，葱段、姜块、盐、味精、肉汤各适量。

制法 ①将党参等八味中药一起装入纱布袋内，扎口。②猪肉、肥母鸡肉分别洗净，和药袋共置汤煲中，倒入肉汤，大火烧沸，撇去浮沫。③加葱段、姜块，改小火炖至肥母鸡肉熟烂，去药袋、姜块、葱段不用。④捞出肥母鸡肉和猪肉，将猪肉切条，鸡肉切块，按量装入碗中；汤中入盐、味精调味，浇入碗中即成。

功效 强壮身体，延缓衰老。

枣泥酥馅饼

原料 精面粉400克，大枣500克，白糖300克，花生油1000毫升（实耗200毫升）。

制法 ①将大枣洗净，水浸1小时，水煮后去皮、核，加白糖200克制成馅料。②花生油200毫升上锅烧沸，晾凉备用。③精面粉分2份，一份120克，与熟花生油60毫升揉成干油酥面团，再分成10个小团坯；另一份面粉与熟花生油80毫升、水100毫升揉成水油酥面团，再分成10个小团坯。④将每个水油酥坯压平，分别包进1个干油酥坯，然后擀成面片，包入大枣泥馅料，制成饼坯，上锅油煎熟即成。

功效 滋补强壮，防止老化，常葆青春活力。

脂桃粥

原料 补骨脂、核桃仁各15克，粳米50克，白糖适量。

制法 ①将补骨脂水煎取汁。②粳米淘净，与核桃仁、药汁共置砂锅中，加水适量煮至粥熟。③加入白糖调味即成。

功效 补肾壮阳，乌发美颜，益寿

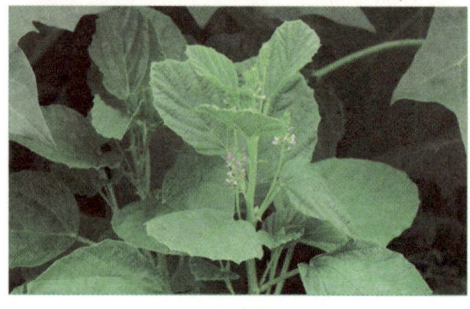

补骨脂

延年。

人参蒸鸡

原料　公鸡1只（约750克），人参30克，盐、味精、料酒、清汤、胡椒粉各适量。

制法　①将公鸡宰杀，去毛、内脏及头、颈、翅。②人参洗净。③取汤盘1个，放入所有原料，盖上盖，上锅蒸熟即成。

功效　补益气血，抗衰老。

灵芝酒

原料　灵芝30克，黄酒500毫升。

制法　①将灵芝切碎，置玻璃瓶中。②倒入黄酒，密封瓶口，放置7日后取饮。

功效　养血安神，强壮身体，益精美颜，延缓衰老。

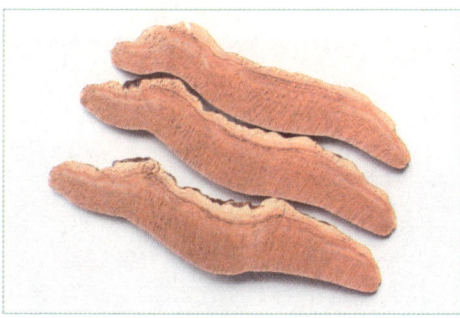

灵芝

松子抗衰膏

原料　松子仁200克，黑芝麻、核桃仁各100克，蜂蜜200毫升，黄酒500毫升。

制法　①将松子仁、黑芝麻、核桃仁同捣成膏状，放入砂锅中。②倒入黄酒，用小火沸煮10分钟。③倒入蜂蜜，搅拌均匀，继续熬煮成膏，冷却后装瓶。

功效　滋补五脏，益气养血，抗衰健脑。

山药芝麻糊

原料　山药15克，黑芝麻、冰糖120克，玫瑰酱6克，鲜牛奶200毫升，粳米60克。

制法　①将粳米淘净，用水浸泡1小时。②山药洗净，切成小粒；黑芝麻炒香。③上述三味一起放盆内，加鲜牛奶和适量水拌匀，磨碎后滤汁待用。④锅中加水、冰糖，烧沸后倒入磨制的米浆，放入玫瑰酱，不停搅拌，待米糊熬熟即成。

功效　滋阴补肾，益脾润肠，健体强身，延年益寿。

人参枸杞子酒

原料　人参20克，枸杞子350克，熟地黄100克，冰糖400克，白酒1000毫升。

制法　①将人参烘干，切片，与枸杞子、熟地黄装入纱布袋内，扎口。②冰糖放入锅中，倒入适量水，用小火炼至冰糖液呈黄色时，趁热用纱布过滤，去渣备用。③白酒倒入酒坛内，放入药袋，密封坛口，浸泡10～15日后滤取上清液，放入冰糖搅匀，再静置过滤即成。

功效 强壮抗老，补阴血，乌须发，壮腰膝，强视力。

沙参炖肉

原料 猪瘦肉500克，北沙参20克，玉竹、百合各15克，山药30克，盐、料酒、葱、姜、胡椒粉各适量。

制法 ①将北沙参、玉竹和百合洗净，装入纱布袋内，扎口。②猪瘦肉洗净，下沸水锅焯去血水，捞出切成小块。③将猪肉块、药袋、山药、葱、姜、盐、料酒共置于砂锅中，加水适量，先用大火烧沸，撇去浮沫，再改小火炖至猪肉熟烂。④拣出药袋不用，加入盐、胡椒粉调味即成。

功效 益肺养心，滋肾补脾，延年益寿。

银耳海蜇

原料 金樱子20克，石斛、海蜇皮各15克，银耳50克，荸荠4个，白糖25克，葱末、酱油、盐、味精、香油、花生油各适量。

制法 ①将金樱子、石斛水煎2次，合并煎汁。②银耳用水泡发，去蒂洗净，放药汁中煮软（忌煮烂），捞起冷却备用。③海蜇皮洗净，切细丝。④荸荠洗净去皮，切薄片，加白糖、酱油、味精与海蜇皮一起拌匀。⑤炒锅放花生油烧至八成热，下葱末稍煸，连同热油一起浇入放海蜇皮丝和荸荠的大碗内，淋上香油，拌匀装盘。⑥将银耳加白糖、盐拌匀后，摆放在盘的四周即成。

功效 理气活血，抗衰延年。

双冬二地酒

原料 天冬、麦冬、山药、莲子、大枣、熟地黄、生地黄各30克，白酒1500毫升。

制法 ①将上述七味中药分别切成小块，装入玻璃瓶内。②药瓶中倒入白酒，密封瓶口，每日摇晃1次，浸泡15日后取饮。

功效 滋肾养血，益脾和胃，安神志，黑须发，延年益寿。

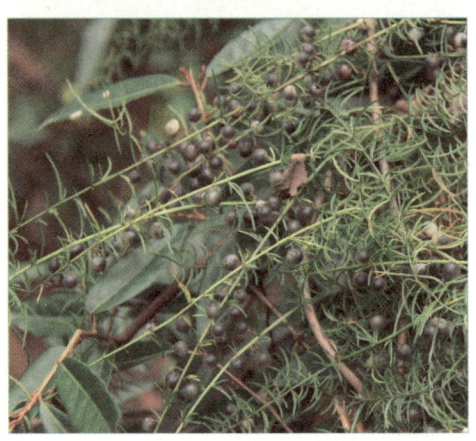

天冬

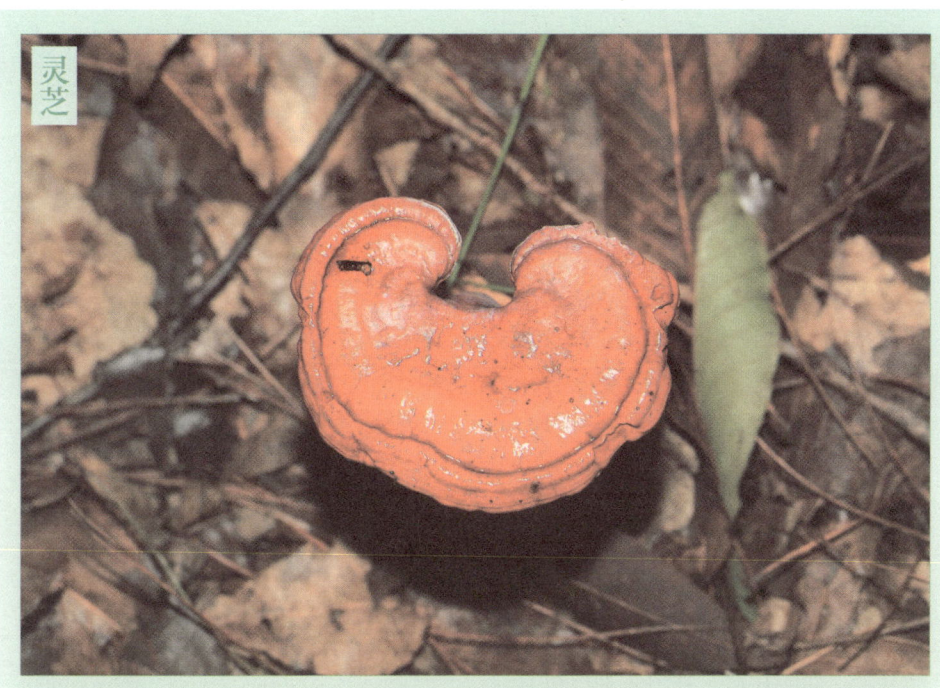
灵芝

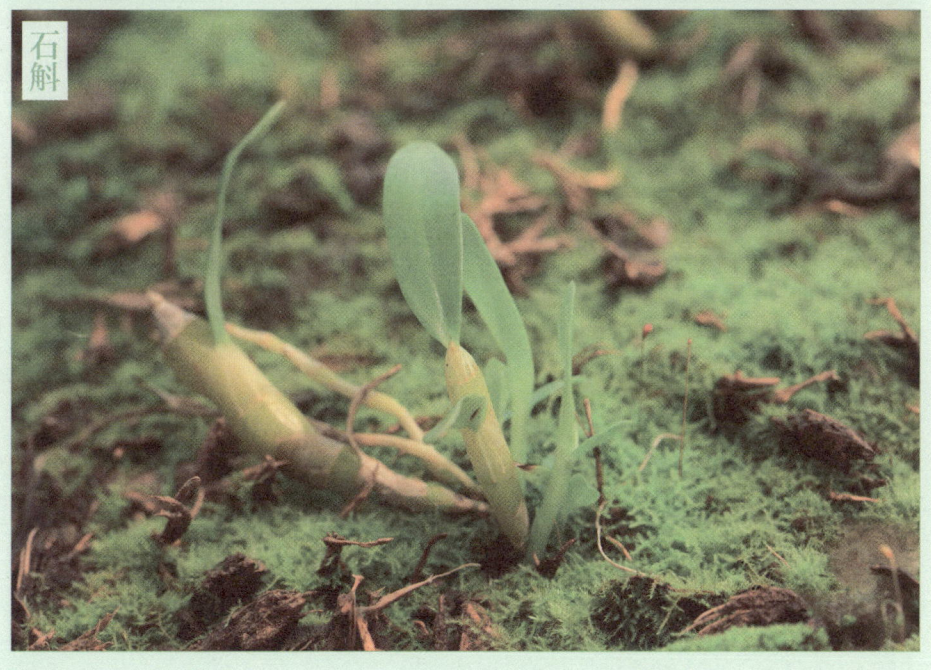
石斛

龙眼纸包鸡

原料 龙眼肉、火腿各20克,核桃仁、香菜末各100克,嫩鸡肉400克,鸡蛋2个(取蛋清),葱末、姜末、盐、白糖、味精、胡椒粉、淀粉、植物油、糯米纸各适量。

制法 ①将嫩鸡肉洗净,去皮,切成厚片,用盐、白糖、味精、胡椒粉拌匀腌制,再用淀粉、蛋清及少许水上浆。②核桃仁入油锅炸熟,与龙眼肉均切成细粒。③将香菜末、姜末、葱末、火腿、核桃仁、龙眼肉粒与鸡肉拌匀,分成若干小份,分别包入糯米纸中。④将每张糯米纸包折成长方形,置油锅中炸熟,捞出装盘即成。

功效 健脾补肾,益气养血,强身益寿。

鲜奶玉液

原料 粳米60克,炸核桃仁80克,生核桃仁45克,牛奶200毫升,白糖12克。

制法 ①将粳米洗净,用水浸泡1小时后捞出,滤干水分。②生核桃仁、炸核桃仁、牛奶、适量水拌匀磨细,再用漏斗过滤取汁。③将汁倒入锅内,加适量水烧沸,加入白糖溶化后过滤去渣,将滤液慢慢倒入锅内,搅匀烧沸即成。

功效 补脾肾,益肺,润燥强身。

八仙茶

原料 粳米、小米、黄豆、赤小豆、绿豆、核桃仁、细茶各500克,面粉340克,大枣肉300克,松子仁、冬瓜子各100克,小茴香20克,白干姜30克,芝麻、花椒10克,盐、白糖各适量。

制法 ①将粳米、小米、黄豆、赤小豆、绿豆分别去杂质,洗净晒干,炒香备用。②白干姜、盐略炒,与细茶、芝麻、花椒、小茴香及米、豆一同研成细粉。③将面粉炒黄热,与米粉、豆药粉混匀,盛入瓷罐中。④每次3匙,加入适量核桃仁、松子仁、冬瓜子、大枣肉和白糖调匀后食。

功效 益脾肾,养五脏,防病延寿。

益寿鸽蛋汤

原料 枸杞子、龙眼肉、制黄精各10克,鸽蛋4个,冰糖50克。

制法 ①将枸杞子、龙眼肉、制黄精分别洗净,切碎;冰糖敲碎。②锅置中火上,加水750毫升,放入上述三味中药,沸煮15分钟。③把鸽蛋逐个打入锅中,放入冰糖,煮至蛋熟即成。

功效 补肝肾,益气血,润肺强身。

第五章
急性病症祖传秘方

急性病症，指发病急剧、病情变化迅速、症状较重的疾病。本章所涉秘方主要针对日常生活中常见的急性病症，有痢疾、腹痛、呕吐、虫类咬伤、蛇咬伤、跌打损伤、烧烫伤、鼻出血等。

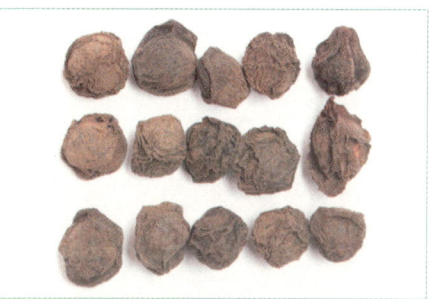

乌梅

痢疾

症状分析

1. 痢疾是一种常见的以发热、腹痛、腹泻为主要症状的传染性疾病。
2. 好发于夏、秋两季，多见于青壮年。
3. 主要借助饮食，经口传染而发病。
4. 临床症状有发热、腹痛、腹泻、黏液便、脓血便和里急后重感。

秘方精选

乌梅方

- 原料　乌梅30克。
- 制法　乌梅去核烧过，研末。
- 用法　每次6克，米汤送服。
- 功效　适用于辅助治疗赤痢。

鲜香椿叶方

- 原料　鲜香椿叶100克。
- 制法　鲜香椿叶水煎，取汤。
- 用法　每次服1剂。
- 功效　适用于辅助治疗慢性肠炎、痢疾。

葛根芩连汤

- 原料　葛根12克，黄芩、黄连各9克，炙甘草5~8克。
- 制法　以水1600毫升，先煮葛根，后加入其他原料，煮至剩400毫升，去渣。
- 用法　每日1剂，分2次服。

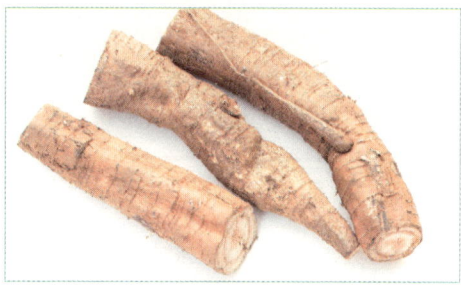

葛根

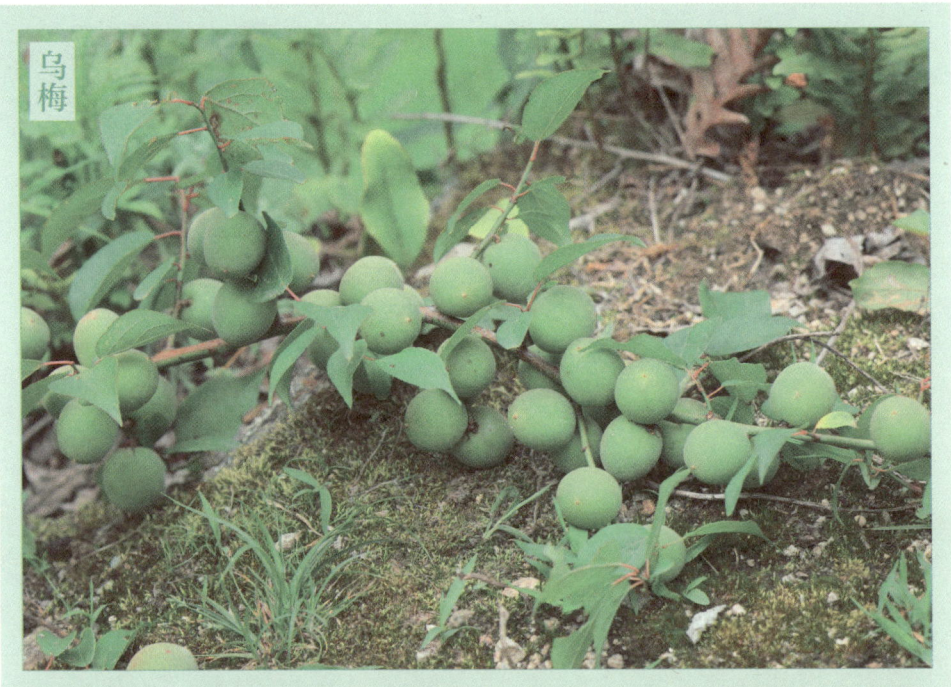

乌梅

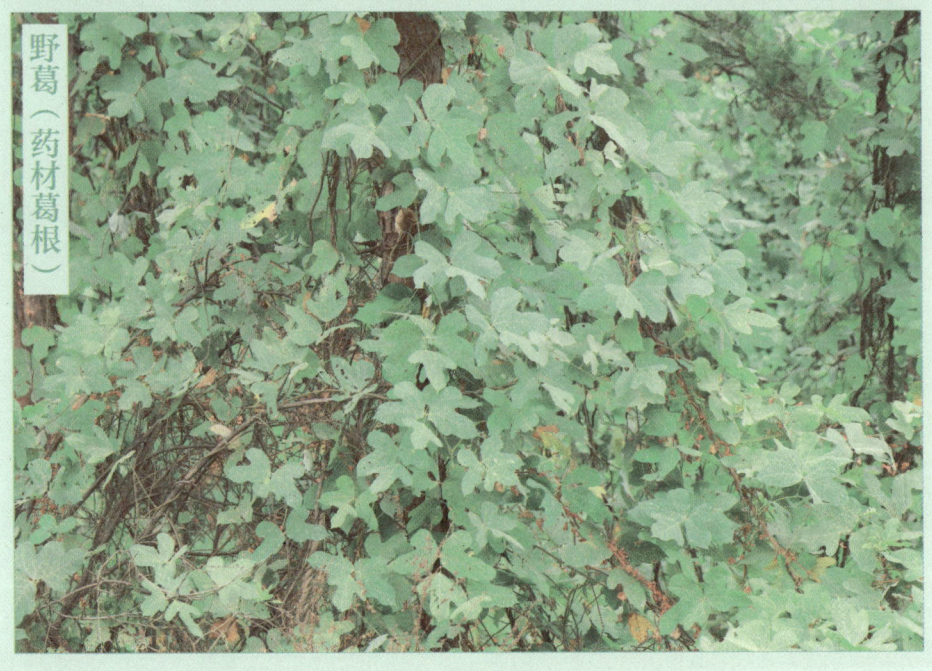

野葛（药材葛根）

功效 表里两解，清热止痢。适用于痢疾兼表证者，症见发热而喘、汗出、大便黏稠、暴注下迫。

腹痛

症状分析

1. 腹痛指由各种原因引起的腹腔内外脏器的病变。其病因可概括为外感寒邪、饮食不节、情志失调、阳气虚弱、跌打损伤、脉络瘀阻或腹部术后等。

2. 腹痛可分为急性和慢性两类。

3. 临床腹痛的病因不同，则疼痛部位不一。胁腹、两侧少腹疼痛多属肝经病症；大腹疼痛，多为脾胃病症；脐腹疼痛，多为小大肠病症，多属肾、膀胱、胞宫病症。

秘方精选

蒿芩清胆汤

原料 青蒿、黄芩各6克，半夏、枳壳、陈皮各5克，竹茹、茯苓、碧玉散各9克。

制法 将上药以水煎煮，取药汁。

用法 每日1剂，分2次服。

功效 清胆利湿，和胃化痰。适用于辅助治疗寒热如疟，寒轻热重，口苦胸闷，腹痛腹胀，舌红苔白，脉弦。

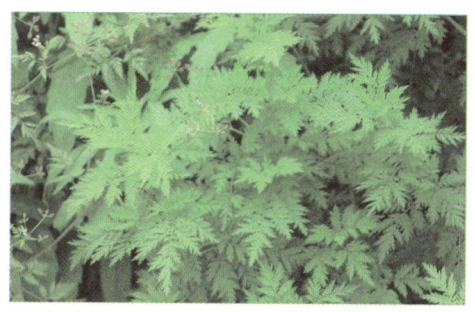

青蒿

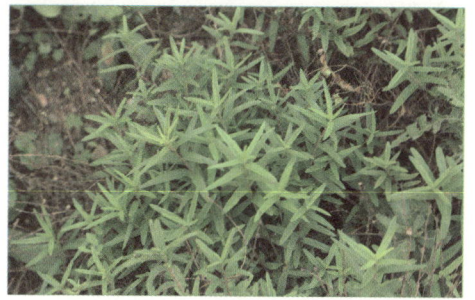

黄芩

大黄牡丹汤

原料 冬瓜子30克，大黄18克，桃仁12克，牡丹皮、芒硝各9克。

制法 将上药以水煎煮，取药汁。

用法 每日1剂，分2次服。

功效 泻热破瘀，散结消肿。适用

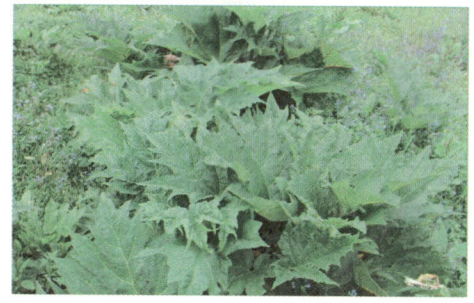

大黄

于辅助治疗腹痛初起，小腹肿痞，按之即痛，小便自调，发热自汗。

实冷积，猝然心腹胀痛，痛如锥刺，大便不通。

消痞化积丸

原料 枳壳、黄连各15克，厚朴12克，半夏、人参各9克，炙甘草、麦芽曲、茯苓、白术各6克，干姜3克。

制法 将上药研为细末，汤浸蒸熟为丸，梧桐子大。

用法 每次服50~70丸，温开水送服，每日2次。

功效 消痞除满，健脾和胃。适用于辅助治疗脾虚气滞，心下痞满，脘腹胀痛，不欲饮食，倦怠便溏。

呕吐

症状分析

1. 呕吐是胃内容物返入食管，经口吐出的一种反射动作。
2. 呕吐一般可分为反射性、中枢性、前庭障碍性、神经性四大类。
3. 临床症状为恶心、干呕和呕吐，有时可无恶心和干呕的先兆。

秘方精选

绿豆花椒方

原料 绿豆1撮，花椒45克。

制法 水煎。

用法 每日1剂，分2次服。

功效 除湿止呕，温中散寒。用于辅助治疗呕吐、心腹寒痛。

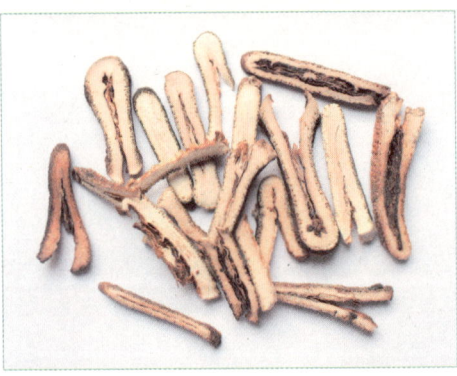

枳壳

三物备急方

原料 大黄、干姜、巴豆各30克。

制法 上药共研细末，制成丸，如大豆大小即可。

用法 每次3~4丸，每日2次。

功效 攻逐寒积。用于辅助治疗寒

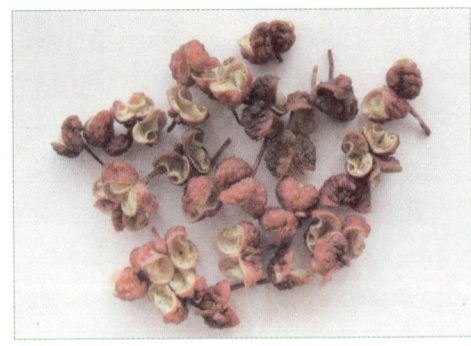

花椒

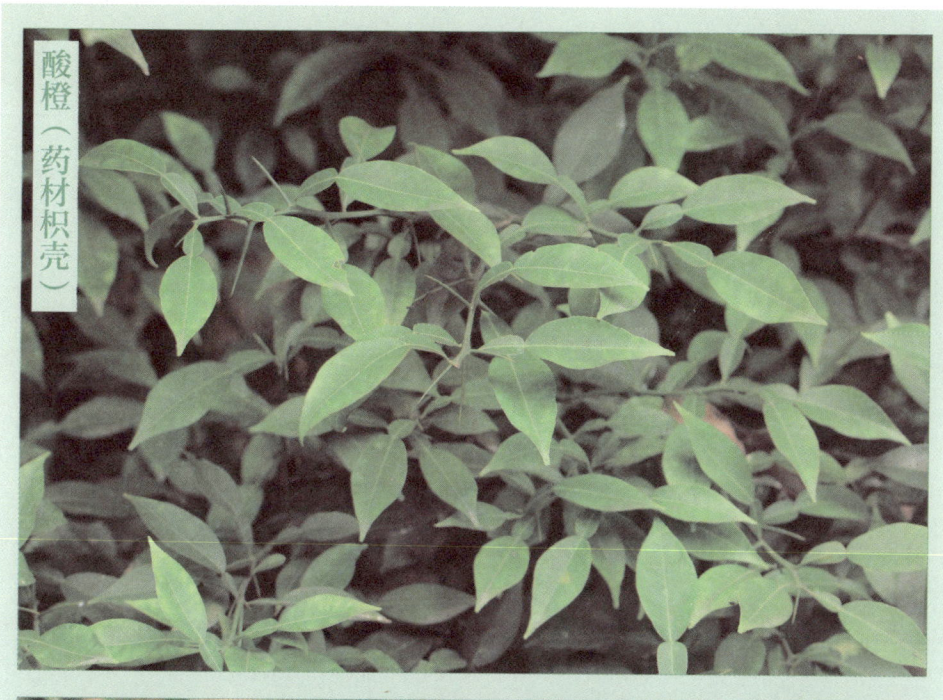
酸橙（药材枳壳）

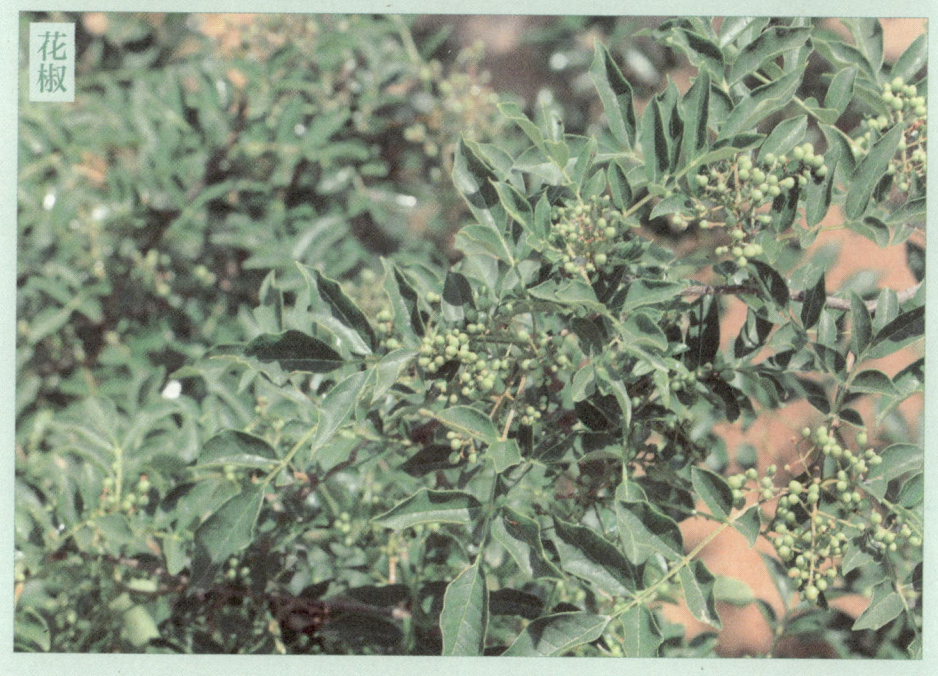
花椒

白胡椒菜豆籽方

原料 白胡椒（盐水炒）、菜豆籽（盐水炒）各20粒。
制法 研磨成细末。
用法 每日1剂，分2次温开水送服。
功效 祛风，健胃止呕，温中散寒。用于缓解呕吐症状。

芹菜根甘草汤

原料 芹菜根40克，甘草15克，鸡蛋1个。
制法 将芹菜根洗净切段，放入甘草和400毫升水，煮至200毫升，取汁去渣，烧开后，打入1个鸡蛋，搅拌均匀。
用法 每日1剂，分2次趁热食用。
功效 适用于缓解反胃呕吐。

克，醋少许。
制法 百合洗净，加水浸泡1夜，白沫出来后去水，用水煎，加醋及鸡蛋黄，拌匀再煎。
用法 每日1剂，分2次温服。
功效 清心止呕，养阴润燥。用于缓解胃阴不足所致的反胃、呕吐。

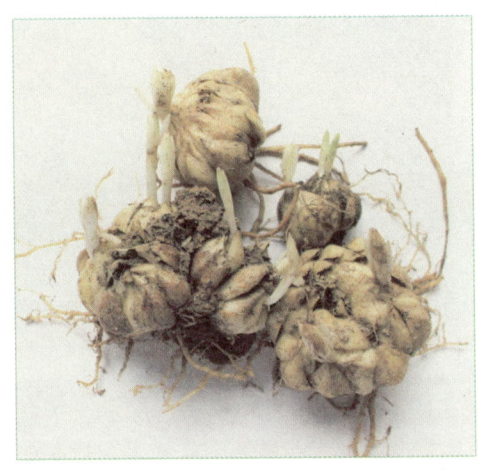

百合

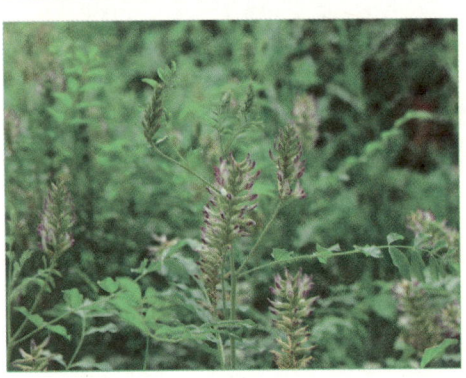

甘草

鸡蛋百合饮

原料 鸡蛋1个（取蛋黄），百合45

虫类咬伤

症状分析

1. 虫类咬伤指昆虫、节肢动物等咬破人体组织造成的伤害，不同昆虫、节肢动物等体内所含毒液不同，对人体所造成的伤害程度也不同。

2. 症状轻者为轻度红斑、丘疹，伴有不同程度的瘙痒、烧灼感及疼痛感；症状重者可出现皮肤大面积损伤或坏死、关节痛等。

秘方精选

丝瓜方

原料 丝瓜叶1把或丝瓜1根。
制法 将丝瓜叶或丝瓜捣烂。
用法 外用,敷擦患处。每日3次。
功效 清热解毒。适用于辅助治疗蜈蚣咬伤。

南瓜叶方

原料 南瓜叶数片(大叶者只用1~2片)。
制法 将南瓜叶洗净、捣烂。
用法 外用,敷擦。每日3次。
功效 适用于辅助治疗蜈蚣咬伤。

六神丸芦荟方

原料 六神丸10粒,鲜芦荟适量。
制法 将六神丸研粉,鲜芦荟切片用纱布包裹加压取汁,用芦荟汁调六神丸粉成糊状即可。
用法 外用敷于患处。每日2次。
功效 清凉解毒,消炎止痛。适用于辅助治疗毒虫咬伤。

苋菜方

原料 苋菜适量。
制法 将苋菜捣烂。
用法 外用,涂擦伤口或捣汁滴患处。每日3次。
功效 清热解毒,利尿止血。适用于辅助治疗蜂蜇伤。

鲜凤仙花方

原料 鲜凤仙花1朵。
制法 取鲜凤仙花揉出汁液。
用法 外用,敷擦。每日3次。
功效 消肿。适用于辅助治疗蜂蜇伤。

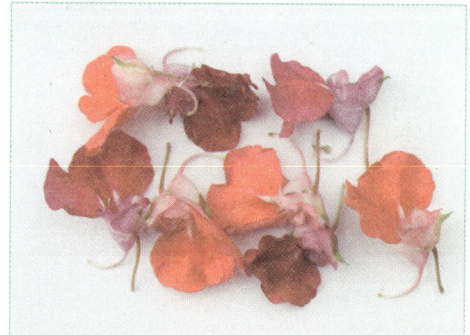

凤仙花

蛇咬伤

症状分析

1. 蛇咬伤是指被蛇牙咬入了肉,特指通过蛇牙或在蛇牙附近分泌毒液的蛇咬入后所造成的伤口。蛇分无毒(普通)蛇和毒蛇两类。普通的蛇咬伤只在人体伤处皮肤留下细小的齿痕,轻度刺痛,有的可起小水疱,无全身性反应。可用医用酒精消毒,外加纱布包扎,一般无不良后果。毒蛇咬伤在伤处可留一对较深的齿痕,固有蛇毒进入组织,并进入淋巴和血流，可引起严重的中毒，必须急救治疗。

2. 毒蛇咬伤全身症状有发热、头晕、寒战、头痛、恶心、乏力、呕吐、腹痛、嗜睡、腹泻、视物不清、鼻出血等，严重者惊厥、心律失常、昏迷、麻痹、呼吸困难、心肾衰竭。

秘方精选

万年青叶方

原料　万年青叶适量。
制法　将万年青叶洗净，捣烂。
用法　外敷患处。每日1~2次。
功效　清热解毒，利尿消肿，止血。适用于辅助治疗蛇类咬伤。

鱼腥草绍兴酒方

原料　鱼腥草1把，盐少许，绍兴酒1杯。
制法　将鱼腥草洗净，加盐捣烂，放入锅内，加绍兴酒和适量水，煮沸3分钟。
用法　取汁饮服。每日1剂。
功效　清热解毒，消肿止痛。适用于辅助治疗蛇类咬伤。

马齿苋方

原料　鲜马齿苋适量。
制法　鲜马齿苋捣汁装1小杯。
用法　用同量的温开水冲服，并涂敷患处。
功效　适用于辅助治疗毒蛇咬伤。

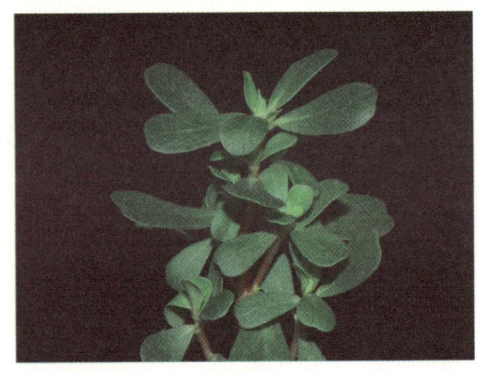

马齿苋

跌打损伤

症状分析

1. 跌打损伤包括刀枪伤、跌扑伤、殴打伤、闪挫伤、刺伤、擦伤、运动损伤等。

2. 中医认为跌打损伤的主要病理是瘀血壅滞、血闭气阻。

3. 伤处多有疼痛、肿胀、出血或骨折、脱臼等，严重者可出现部分内脏损伤。

秘方精选

迎春花瓣方

原料　迎春花瓣适量。
制法　将迎春花瓣捣烂。
用法　外用，涂于患处。每日3次，坚持使用1周。

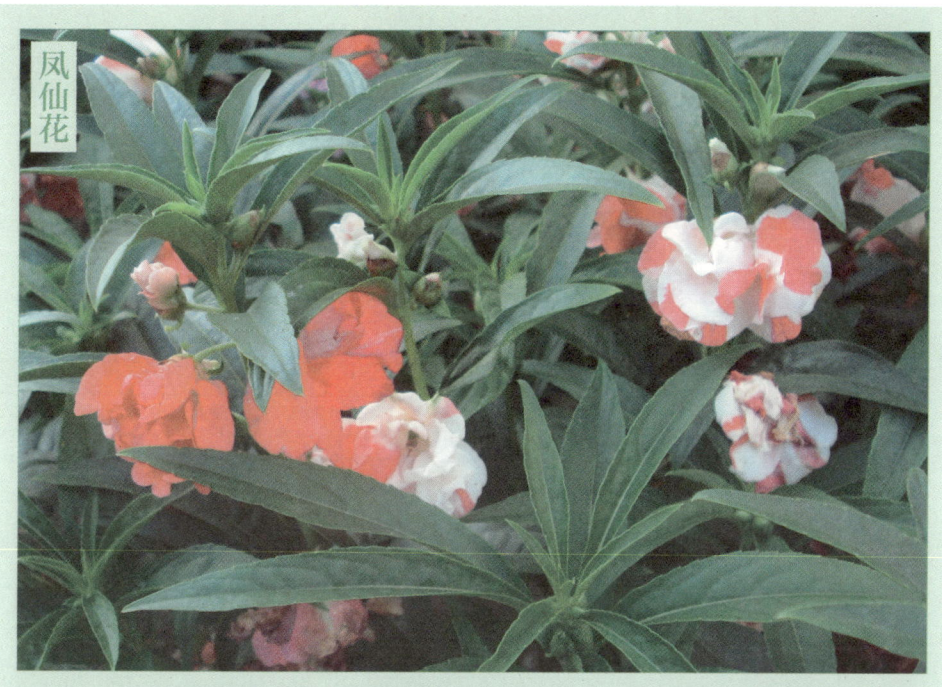

凤仙花

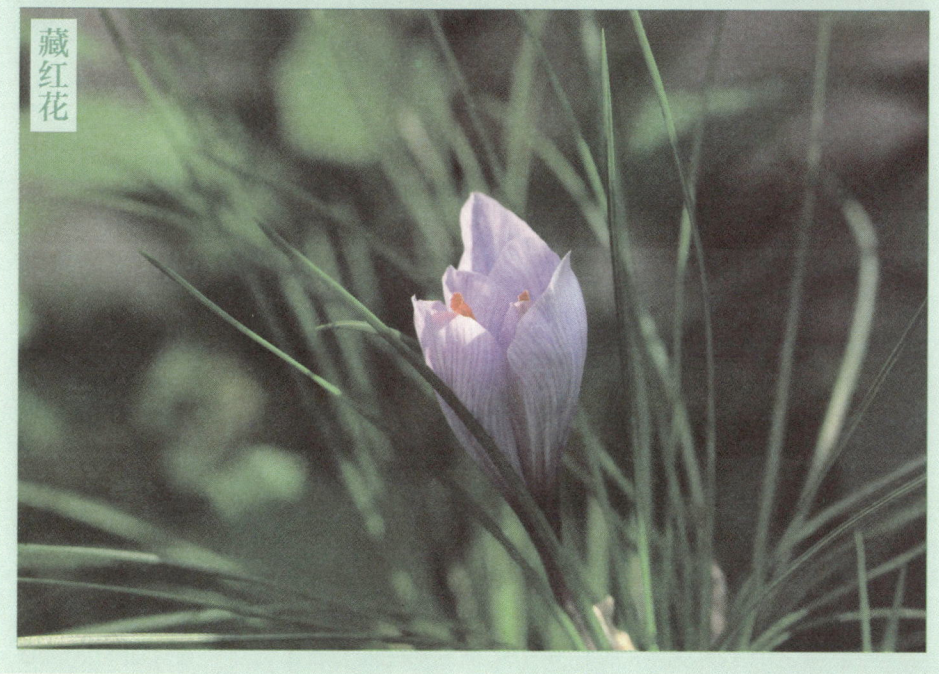

藏红花

第五章 急性病症祖传秘方

功效 对跌打损伤有明显的缓解作用。

藏红花方

原料 藏红花3克，白酒少许。
制法 藏红花煎汁，加白酒。
用法 外用，清洗患处。
功效 适用于辅助治疗跌打损伤。

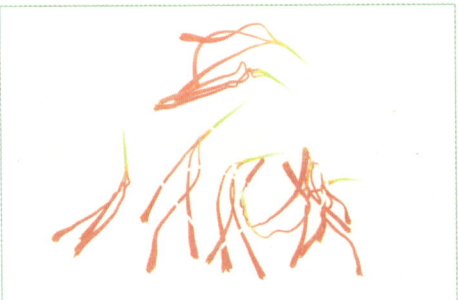

藏红花

仙人掌方

原料 仙人掌、面粉各适量。
制法 仙人掌去刺，洗净，捣烂取汁，加面粉适量。
用法 外用，敷于患处。
功效 适用于辅助治疗跌打损伤。

烧烫伤

症状分析

1. 烧烫伤主要指被沸水、滚粥、热油、热蒸气、火焰等烧烫造成的人体损伤。

2. 轻度烧烫伤伤及表皮层，受伤的皮肤发红、肿胀，伴有疼痛感，但无水疱出现。

3. 重度烧烫伤会伤及真皮层，烧烫处的皮肤红肿、发热，疼痛难忍，有明显水疱。

4. 严重的烧烫伤会使皮肤甚至皮肤下面的脂肪、肌肉和骨骼都受到伤害，皮肤焦黑、坏死。

秘方精选

侧柏叶方

原料 侧柏叶适量。
制法 侧柏叶捣烂。
用法 外用，敷于患处。
功效 适用于辅助治疗烧烫伤。

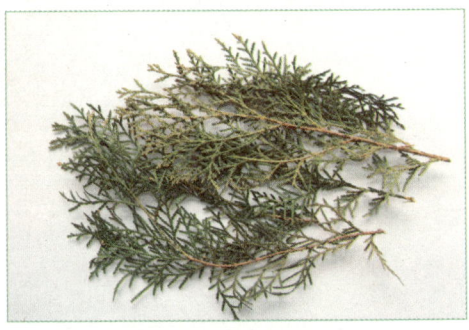

侧柏叶

沙参粥

原料 沙参30克，粳米100克，冰糖适量。
制法 将沙参煎取药汁，去渣；粳

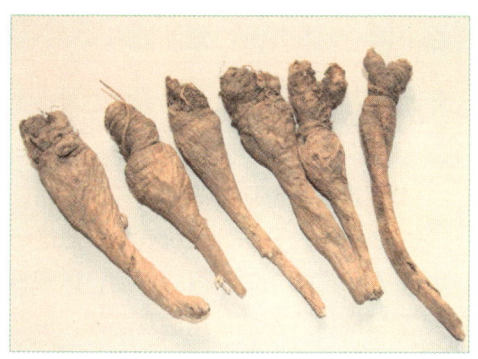

沙参

米洗净，加适量清水，武火煮沸。加药汁，改中火煮粥，粥熟后加入冰糖调匀即可。

用法 佐餐食用。

功效 养阴益气。用于辅助治疗烧伤。

生地黄油膏

原料 生地黄汁适量，芝麻油、醋各少许。

制法 生地黄汁加芝麻油、醋一起入锅熬成膏状。

用法 外用，用鸡翎蘸上膏药扫患处。

功效 适用于辅助治疗烧烫伤。

鼻出血

症状分析

1. 西医认为，鼻出血多因鼻腔病变引起，也可由全身疾病引起，偶尔有鼻腔邻近部位病变出血经鼻腔流出者。

2. 中医认为，鼻出血主要是由于肺、胃、肝火热偏盛，迫血妄行，以致血溢清道。

3. 鼻出血多为单侧出血，也可为双侧出血，可间歇反复出血，也可持续出血。

4. 出血量不一，轻者仅鼻涕中带血，重者可引起失血性休克。

秘方精选

龙牡地黄饮

原料 生龙骨、生牡蛎、生地黄各30克，茜草15克，山茱萸、牡丹皮各12克，牛膝10克。

制法 将上药以水煎煮，取药汁。

用法 每日1剂，分2次服。

功效 祛瘀消火，凉血止血。适用于缓解胃肝火过旺引起的鼻出血。

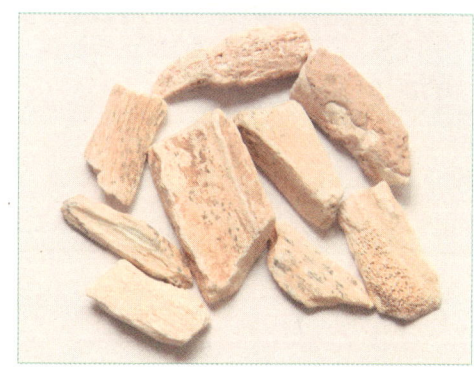

生龙骨

第六章
内科病祖传秘方

本章收录了包括呼吸、循环、消化、泌尿、血液、内分泌等系统病症的对症秘方，每例秘方都针对不同的病症，详细地介绍了其原料、制法、用法及功效，对某些需要注意的禁忌等做了特别的说明，以帮助读者更好地选择使用。

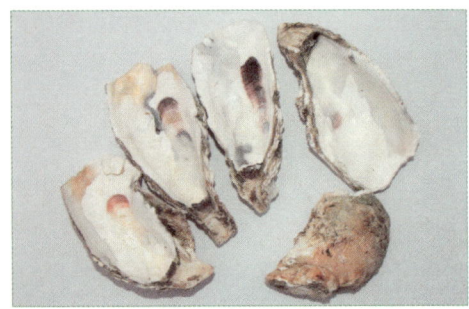

生牡蛎

龙胆泻肝汤

原料 生地黄、车前子各15克，龙胆草、生栀子、黄连、白芍药、牛膝、泽泻各10克，木通5克。
制法 将上药以水煎煮，取药汁。
用法 每日1剂，分2次服。
功效 清泻肝火。适用于缓解肝火旺盛引起的鼻出血。

茅根水方

原料 白茅根60克
制法 水煎。
用法 冷服，或加白砂糖同服。
功效 凉血，止血。适用于缓解鼻出血。

肺炎

症状分析

1. 肺炎是指肺部的终末气道、肺泡和肺间质的炎症。
2. 可由细菌、病毒、真菌、寄生虫等病原微生物以及放射线、吸入性异物等理化因素引起。
3. 临床主要症状为发热，咳嗽，咳痰、痰中带血，可伴呼吸困难、胸痛、头痛、恶心、下痢、腹痛等，儿童患者有时会发生痉挛。

秘方精选

鲜芦根粥

原料 鲜芦根100克，粳米50克。
制法 鲜芦根和粳米一同煮稀粥。
用法 不拘时服之。
功效 清肺泻热，养阴生津。

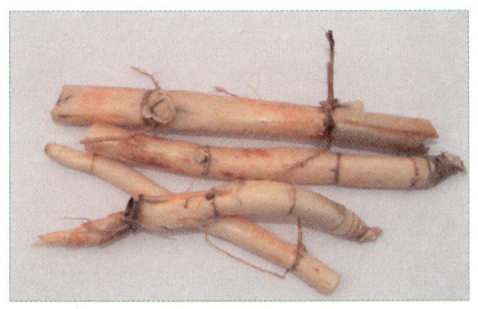
鲜芦根

女贞叶饮

原料　女贞叶（鲜品）500克。
制法　用女贞叶加水500毫升浓煎至200毫升即可。
用法　口服，每次5~10毫升，每日3~4次。
功效　适用于肺炎恢复期。

石椒草方

原料　石椒草100克。
制法　石椒草加清水300毫升，煎至100毫升，去渣。
用法　每次服30毫升，每日3次。
功效　辛凉解表，清热活血。适用于辅助治疗大叶性肺炎。

天冬根方

原料　天冬根20克。
制法　天冬根以水煎汤。
用法　口服，早、晚各1次。
功效　适用于辅助治疗肺炎咯血、内伤吐血。

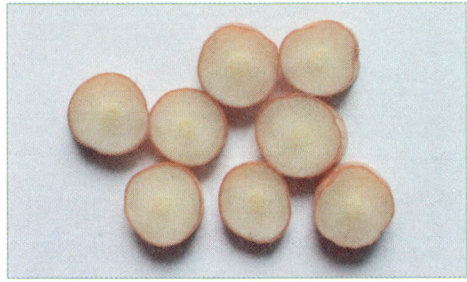
天冬根

感冒

症状分析

1. 感冒，急性上呼吸道感染的俗称，是风邪侵入人体所致的常见外感疾病。
2. 中医将感冒分为风热感冒、暑湿感冒、风寒感冒和气虚感冒、阴虚感冒五种类型。
3. 西医将感冒分为普通感冒和流行性感冒。
4. 临床表现为流鼻涕、鼻塞、咳嗽、头痛、肌痛、恶寒发热、关节酸痛、全身不适等。

秘方精选

杭菊红糖饮

原料　杭菊花30克，红糖适量。
制法　杭菊花煮沸数分钟，去渣取汁，加入红糖调味即可。
用法　代茶饮。

功效 疏散风热。适用于缓解风热感冒之咽红、咽干、咽痛等症。

金银花茶

原料 金银花20克,茶叶6克,白砂糖30克。

制法 将金银花、茶叶放砂锅内,加适量水,用武火煮沸,加入白砂糖煮至溶化,弃渣取汁。

用法 趁热饮用,每日1次,连服2~3日。

功效 辛凉解表。适用于缓解风热感冒。

陈皮雪梨汤

原料 雪梨1个,陈皮2块,冰糖4大匙。

制法 将雪梨洗净切块,然后与陈皮一同下入盛有清水的锅内,煮开后再煮20分钟,加入冰糖调匀即可。

用法 每日早、晚各饮1杯。

功效 可缓解因感冒所致的咳嗽等症。

金银花大青叶茶

原料 金银花15克,大青叶10克。

制法 将金银花、大青叶用水过滤,一同放入玻璃杯中,冲入沸水,闷泡10分钟左右即可。

用法 代茶频饮。

功效 此茶饮可预防感冒,尤其对

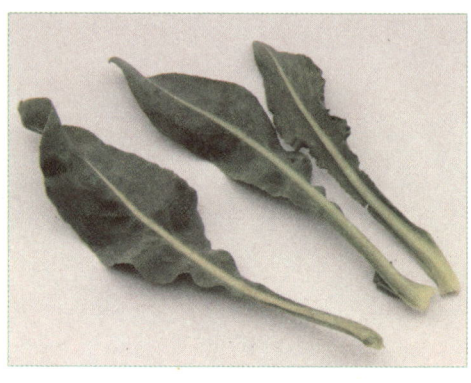

大青叶

预防春季流行性感冒有疗效。

备注 此茶饮偏凉,不宜过量或长期饮用。

薄荷藕丝汤

原料 莲藕150克,薄荷20克。

制法 先将薄荷洗净,直接放入锅内,加水250毫升,置于火上煎熬成汁;把莲藕刷洗干净,切成丝,再将藕丝放入薄荷汁内,泡10~15分钟即成。

用法 每日分2次服。

功效 疏风清热,滋补身体。

五汁饮

原料 鸭梨、鲜藕、茅根、麦冬、鲜芦根各200克。

制法 鸭梨削皮挖核,茅根去皮,鲜藕去皮节,麦冬、芦根拣洗干净。将全部材料捣碎成泥状,以清洁纱布绞拧取其汁。

用法 代茶饮,随时随量饮用。

功效 清热除烦，生津解渴。适用于辅助治疗热病口渴、高热不退、咽干烦躁、大便秘结等病症。

鸡蛋苦参方

原料 鸡蛋1个，苦参6克。
制法 将苦参水煎取汁，然后将鸡蛋打碎搅匀，用煮沸的药汁冲鸡蛋。
用法 每日1次，趁热服。
功效 用于辅助治疗风热感冒、流行性感冒，症见头痛、发热、咳嗽、咽痛者效尤佳。

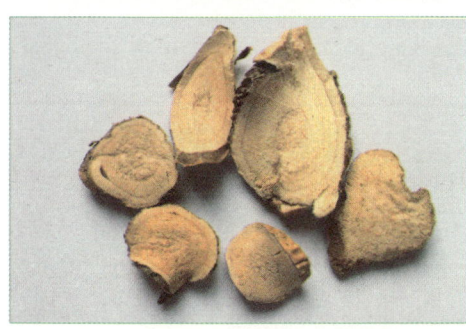

苦参

菊桑枇杷饮

原料 野菊花、桑叶、枇杷叶（炙）各10克。
制法 将上药共研成细末，再用水煎煮，滤渣，取汁。
用法 代茶饮，每日1剂，连服3~5日。
功效 清热散风，解表，化痰。适用于辅助治疗流行性感冒、咳嗽、咳黄痰等症。

菜根菊花汤

原料 大白菜根3个，菊花15克，白砂糖适量。
制法 将大白菜根切片，与菊花用水煎煮，加白砂糖。
用法 每日1剂，趁热服，盖被出汗，连服3~4日。
功效 消暑退热。适用于缓解暑湿伤表所致的发热。

荆芥苏叶方

原料 荆芥、紫苏叶各10克，鲜生姜8克，茶叶6克，红糖适量。
制法 将除红糖外的原料用文火煎煮15~20分钟后，加入红糖煮至溶化即成。
用法 每日2次，量不拘。
功效 发散风寒，祛风止痛。适用于缓解风寒感冒，症见畏寒、身痛、无汗等。如伴有咳嗽痰盛，可加干橘皮10克（鲜品加倍）。

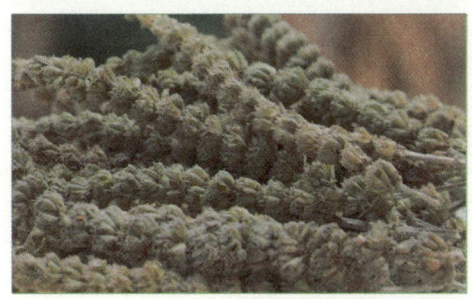

荆芥

咳嗽

症状分析

1. 咳嗽是肺系疾病的主要证候之一，分外感咳嗽与内感咳嗽。

2. 外感咳嗽主要由异物、刺激性气体、呼吸道内的分泌物等刺激呼吸道黏膜引起。

3. 内感咳嗽是指由饮食、情志等内伤因素致脏腑功能失调、内生病邪导致的咳嗽。

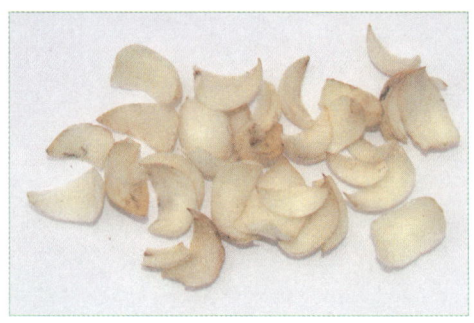

鲜百合

秘方精选

三根清肺茶

原料 丝瓜根、芦根各60克，白茅根30克。

制法 将白茅根、丝瓜根、芦根用清水冲洗干净，切碎，放入茶壶中。在茶壶中冲入600毫升沸水，加盖闷泡20分钟左右，滤渣取汁。

用法 每日1剂，代茶饮。

功效 清热祛火，生津润肺。适用于辅助治疗肺热咳嗽、痰中带血、口渴者饮用。

百合枇杷茶

原料 鲜百合、枇杷、莲藕各30克，红糖适量。

制法 将莲藕洗净切片；将枇杷去核，与百合、藕片同煎取汁，再调入适量红糖。

用法 代茶频饮。

功效 润燥，止咳。适用于肺热咳嗽患者饮用。

桂花茶

原料 干桂花5克，冰糖适量。

制法 干桂花用清水冲洗干净，沥干；将沥干的桂花放入杯中，加入200毫升沸水冲泡；5分钟后依个人口味加入适量冰糖即可。

用法 代茶饮用，每日数次。

功效 祛风，除湿痰，平喘。适用于辅助治疗感冒咳嗽，缓解气喘、牙痛、腹痛等。

枇杷叶汁

原料 枇杷叶适量。

制法 将枇杷叶洗净，用开水冲泡。

用法 每次服30毫升，每日3次。

功效 适用于缓解感冒引起的咳嗽不止症状。

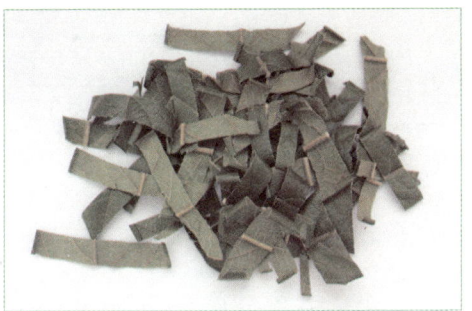

枇杷叶

藜、决明子、忍冬藤、败酱草、紫花地丁、赤芍、地肤子、女贞子各10克，半边莲、蝉蜕、菊花各6克，甘草、荆芥各3克。

制法 将上药以水煎煮取汁。

用法 每日1剂，分2次服。

功效 对肺痈有辅助治疗作用，肺痈以高热、咳嗽等为主要症状。

沙参麦冬汤

原料 沙参10克，麦冬9克，玉竹6克，冬桑叶、生白扁豆、天花粉各4.5克，生甘草3克。

制法 将上药以水煎煮，取药汁。

用法 每日1剂，分2次服。

功效 适用于缓解肺胃津液不足引起的咳嗽。

蛋黄阿胶酒

原料 鸡蛋4个（取蛋黄），阿胶20克，盐少许，米酒500毫升。

制法 先将米酒煮沸，再加入阿胶，待其溶化后再加入鸡蛋黄和盐，搅拌均匀，再加热煮沸后离火即可。

用法 温服，每日2次，随量。

功效 补虚养血，滋阴润燥，止血息风。对于体虚乏力、血虚萎黄、虚劳咳嗽等症具有明显的缓解作用。

蒲公英汤

原料 蒲公英15克，桑叶、白蒺

枳实薤白桂枝汤

原料 枳实、厚朴、瓜蒌各12克，薤白9克，桂枝6克。

制法 先煮厚朴、枳实，然后加入瓜蒌、薤白、桂枝煎煮，取汁。

用法 每日1剂，分2次服。

功效 适用于缓解咳嗽。

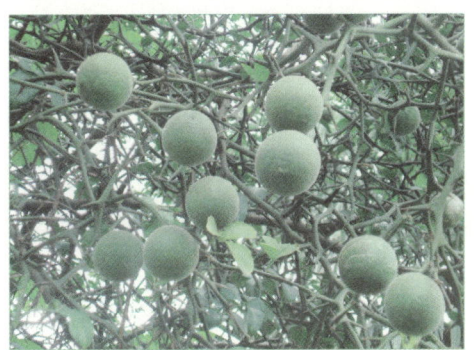

枳实

哮喘

症状分析

1. 哮喘是支气管哮喘的简称，大

致分为外源性哮喘、内源性哮喘、混合性哮喘等,是由多种细胞,特别是肥大细胞、嗜酸性粒细胞、T淋巴细胞和细胞成分参与的气道慢性炎症。

2. 主要症状为反复发作的喘息、气急、胸闷或咳嗽,常为带哮鸣音的呼气性呼吸困难,发作时胸廓饱满,叩诊呈过清音,听诊可闻及肺内广泛哮鸣音等。

秘方精选

金瓜饴糖汁

原料 金瓜1000克,麦芽糖500克,生姜汁60毫升。

制法 将金瓜洗净,切小块,煮透去渣留汁,浓缩后加入麦芽糖,再熬10分钟,最后将生姜汁倒入,搅拌均匀即成。

用法 最好在哮喘高发期前连服2个月,每日2次,早、晚各服15克,开水冲服。

功效 可有效预防支气管哮喘发作。

薄荷橘皮紫苏饮

原料 薄荷15克,橘皮、紫苏各10克。

制法 将上药以水煎煮,取药汁。

用法 每日1剂,分2次服。

功效 适用于缓解外感风寒引起的咳嗽气喘。

露蜂房方

原料 露蜂房30克,醋60毫升。

制法 露蜂房和醋水煎,滤渣取汁。

用法 分2次服。

功效 适用于缓解哮喘。

灵芝糖浆

原料 灵芝50克,黑糖浆500毫升。

制法 将切碎的灵芝同黑糖浆一起加热烧开,过滤冷却。

用法 温开水送服,每日3次,每次10~15毫升。

功效 益气。适用于缓解单纯性、顽固性哮喘。

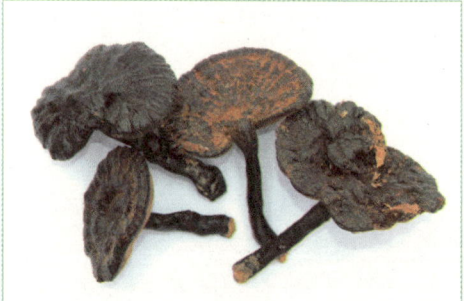

灵芝

椒目方

原料 椒目适量。

制法 椒目研粉,装入胶囊。

用法 内服,每次3克,每日3次。

功效 除痰平喘。适用于缓解支气管哮喘,症见呼吸急促、喉中痰鸣、胸闷气短、口渴等。

白芥子凤仙花根方

原料 凤仙花根150克，白芥子90克，轻粉6克。

制法 将上药共熬成膏状。

用法 将膏贴胸椎1~5节处，3小时后可撕下。

功效 用于寒性哮喘痰清稀、不发热者。

备注 伴有黄痰、发热症状的热喘者忌用。

化痰平喘方

原料 炙麻黄、杏仁、桂枝、陈皮、半夏、紫苏子各9克，炙甘草6克。

制法 将上药以水煎煮，取药汁。

用法 每日1剂，分2次服。

功效 理气降逆，化痰平喘。适用于缓解支气管哮喘症。

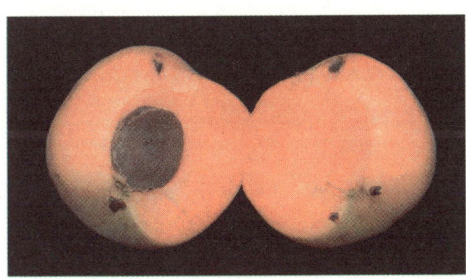

杏仁

胡椒杏仁蛋方

原料 胡椒、杏仁、桃仁、糯米、栀子各8粒，鸡蛋1个（取蛋清）。

制法 将胡椒、杏仁、桃仁、糯米、栀子共研末，调入鸡蛋清即可。

用法 外用，敷双足涌泉穴（足心），用纱布覆盖，胶布固定，敷至鸡蛋清干为止。每日1剂，连敷3剂为1个疗程。

功效 对支气管哮喘有较好的辅助疗效。

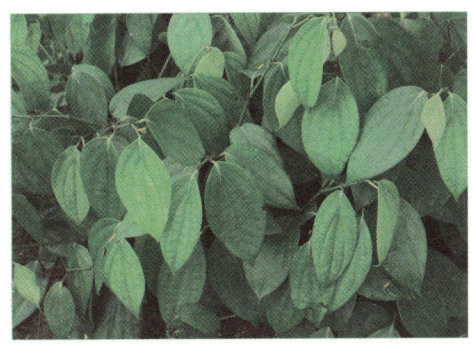

胡椒

支气管炎

症状分析

1. 支气管炎可分为急性支气管炎和慢性支气管炎。

2. 急性支气管炎是由生物、物理、化学刺激或过敏因素引起的支气管黏膜的急性炎症。有鼻塞、打喷嚏、咽痛、咽痒、声音嘶哑、胸闷、气短等症。

3. 慢性支气管炎多伴长期咳嗽（发病持续3个月，连续2年以上），咳时有痰，痰通常呈白色，有泡沫，表现为反复发作。

秘方精选

木香麻黄方

原料 木香15克,麻黄12克,胡颓子叶、杏仁、重楼、虎杖、羊蹄根各10克。

制法 将上药用水煎煮3次,每次300毫升,合并药液即可。

用法 每日1剂,分3次服,每次300毫升。小儿酌减。

功效 宣肺止咳,化痰平喘。适用于辅助治疗急、慢性支气管炎引起的咳嗽、痰多等症。

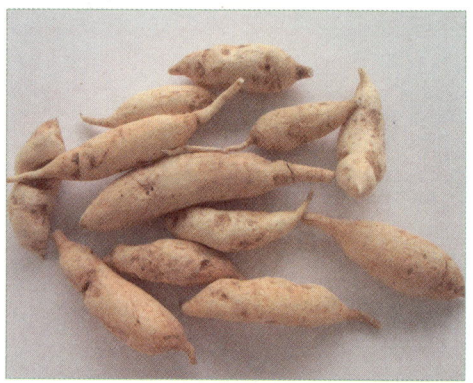

百部

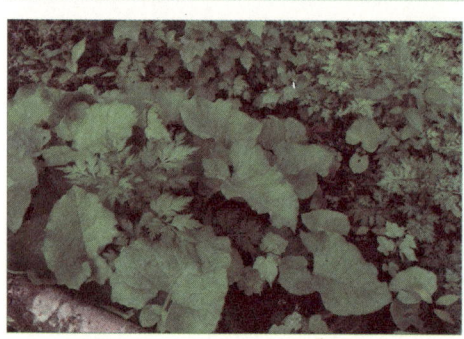

木香

百部方

原料 百部20克,白砂糖适量。

制法 百部水煎2次,合并药液60毫升,调入白砂糖。

用法 每次服20毫升,每日3次。

功效 适用于辅助治疗支气管炎。

沙棘葡萄干方

原料 沙棘30克,葡萄干20克,广木香、甘草各15克,栀子10克,冰糖适量。

制法 将上药粉碎,并研成细粉过筛,混匀。

用法 温开水送服,每日3~4次,每次2~4克。

功效 清热,化痰,止咳,消喘。适用于辅助治疗急、慢性支气管炎。

杏仁米醋方

原料 杏仁、米醋、白砂糖各500克。

制法 将杏仁、米醋、白砂糖一同放入广口玻璃瓶或搪瓷瓶中,密封,置阴凉通风处,共泡110天。

用法 每日早上空腹吃4粒泡好的杏仁,饮半匙糖醋。

功效 适用于辅助治疗慢性支气管炎。

高血压

症状分析

1. 高血压，以血压增高为主要临床表现，分原发性高血压和继发性高血压两种类型。病因分为遗传因素和环境因素。

2. 成人收缩压≥140毫米汞柱和/或伴有舒张压≥90毫米汞柱，即可诊断为高血压。

3. 常见症状有头痛、头晕、耳鸣、颈项板紧、心悸等。

秘方精选

茭白芹菜汤

原料 茭白100克，芹菜50克。
制法 将上药用水煎煮，滤渣取汁。
用法 每日早、晚各服1次。
功效 降压，润肠，清热。适用于辅助治疗高血压。

温胆汤

原料 首乌藤、珍珠母各30克，茯苓15克，竹茹12克，法半夏、陈皮、石菖蒲各9克，甘草、枳实、黄连、炙远志各6克。
制法 将上药以水煎煮，取药汁。
用法 每日1剂，分2次服。
功效 适用于辅助治疗原发性高血压。

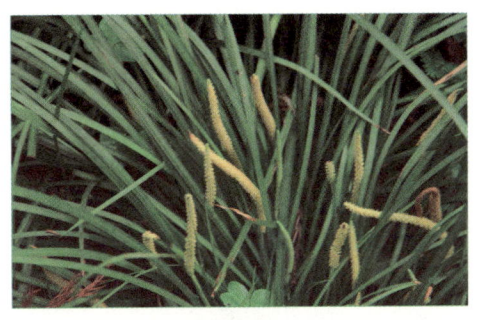

石菖蒲

罗布麻茶

原料 罗布麻叶3~6克。
制法 将罗布麻叶用水过滤，然后加入沸水冲泡5分钟左右即可饮用。或者用纱布袋按照一定量装好罗布麻叶，每次取1袋冲泡，携带更加方便。
用法 代茶饮用，每日1次。
功效 此茶饮能软化血管，对血压有双向调节作用。适用于高血压患者饮用。

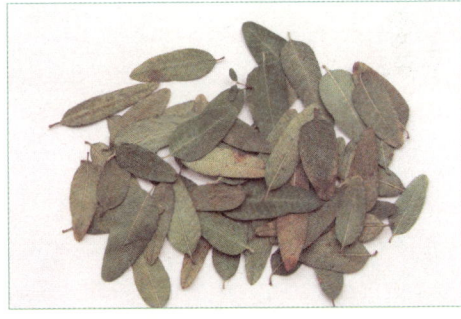

罗布麻叶

山楂白术茶

原料 山楂25克，白术15克。

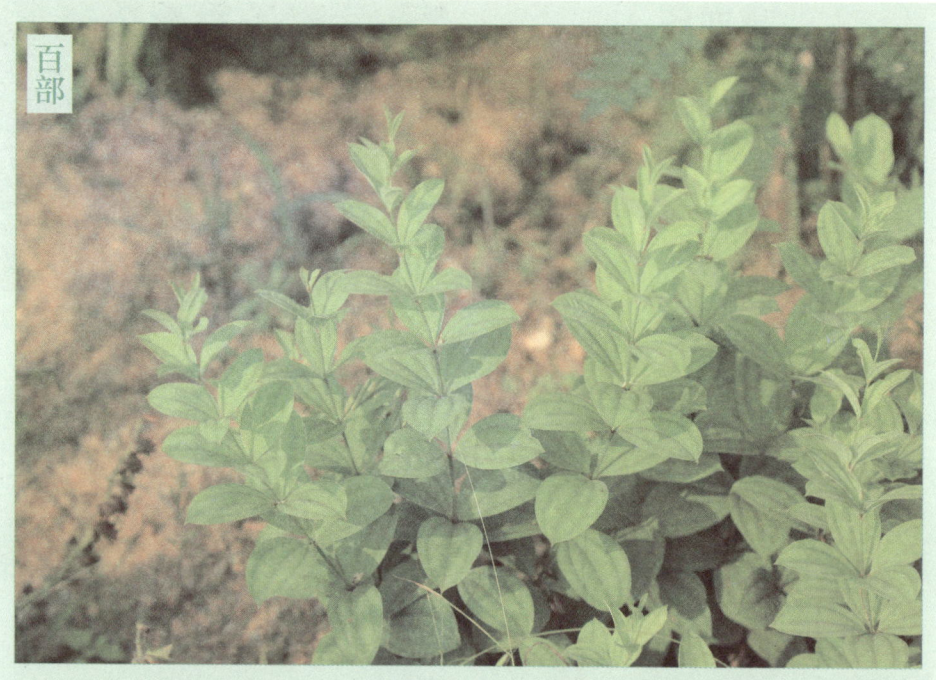

百部

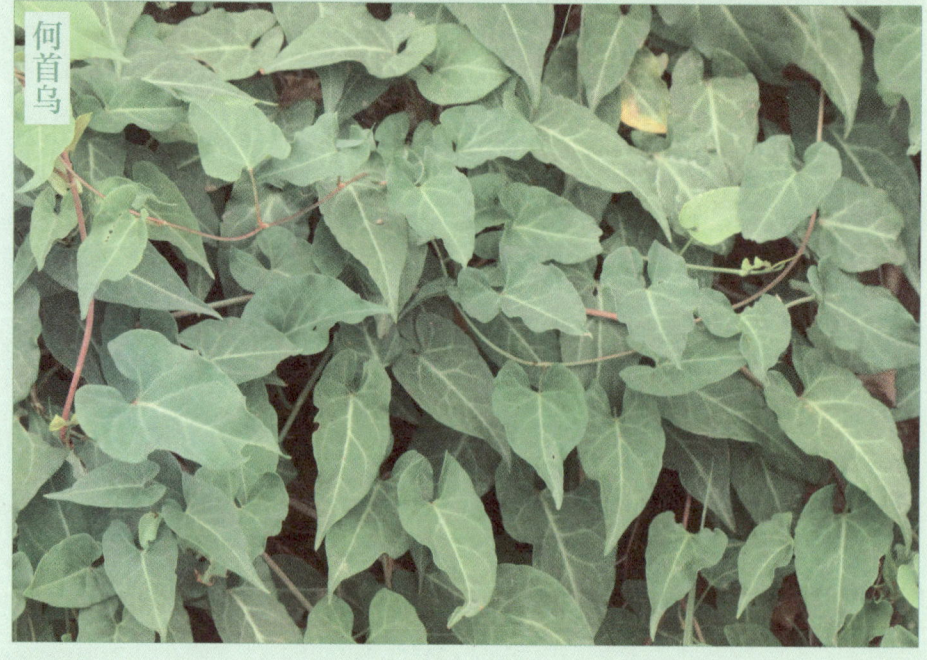

何首乌

制法 将山楂、白术一同放入砂锅中，加入适量水，煎沸后续煮20分钟左右，滤渣取汁，即可饮用。
用法 代茶温饮，每日1剂，药渣可再煎服用。
功效 适用于胃纳欠佳、面色黄、神疲乏力的高血脂、高血压患者饮用。

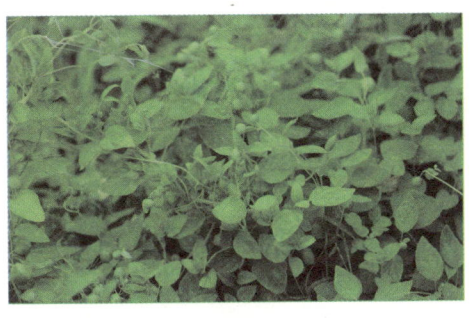

党参

低血压

症状分析

1. 世界卫生组织对低血压的诊断尚无统一标准，一般认为3次不同日测得的收缩压≤90毫米汞柱和/或舒张压≤60毫米汞柱，即为低血压。

2. 主要症状为头晕、头痛、食欲不振、疲劳、脸色苍白、消化不良等；严重症状有直立性眩晕、四肢冰冷、心悸、发音含糊、呼吸困难，甚至昏厥等。

秘方精选

党参黄芪方

原料 党参、黄芪各12克，法半夏、茯苓、白芍、钩藤各10克，菊花6克，当归3克，生姜3片，大枣3个。
制法 将上药用水煎煮，滤渣，取药汁。
用法 内服，每日1剂。
功效 适用于辅助治疗老年体位性低血压。

熟地黄山药方

原料 熟地黄24克，山药、山茱萸、菟丝子、鹿角、杜仲各12克，枸杞子、当归各9克，肉桂、制附子各6克。
制法 将上药用水煎煮2次，将2次的药液混合即可。
用法 温服，每日1剂。
功效 滋阴壮阳。适用于辅助治疗原发性、直立性低血压。

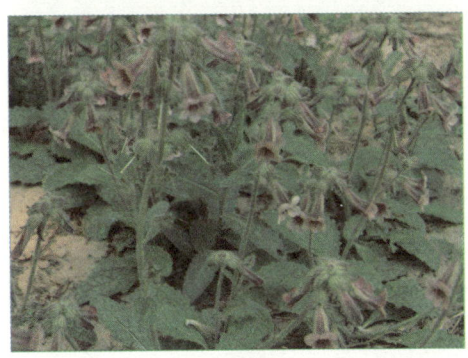

地黄

第六章 内科病祖传秘方

生地黄炙甘草方

原料 生地黄30克，炙甘草15克，麦冬、火麻仁各10克，生姜、桂枝各9克，人参、阿胶各6克，大枣6个。

制法 将上药用水煎煮，滤渣，取药汁。

用法 每日1剂，早晚分服。

功效 助阳化气，养阴生津。适用于辅助治疗慢性、体质性低血压。

人参莲子汤

原料 人参、莲子各10克，冰糖30克。

制法 将人参、莲子分别洗净，然后放入水中加冰糖煎煮，直至莲肉烂熟。

用法 每日1剂，连服3日。

功效 适用于治疗低血压。

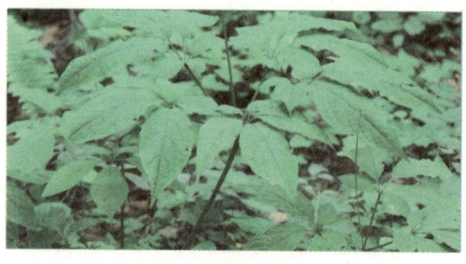

人参叶

冠心病

症状分析

1. 冠心病是冠状动脉粥样硬化性心脏病的简称。当冠状动脉发生粥样硬化引起管腔狭窄或闭塞，导致心肌缺血、缺氧或坏死而出现胸痛、胸闷等不适，这种心脏病为冠心病。

2. 冠心病常表现为心绞痛（胸腔中央发生一种压榨性的疼痛），并可放射至颈、下颌、手臂、后背及胃部。其他可能症状有眩晕、气促、出汗、恶心及昏厥，严重时可能因为心力衰竭而死亡。

秘方精选

银杏茶

原料 制好的干银杏叶2~3片。

制法 将银杏叶浸泡在一杯热开水中，10~15分钟后滤汁即可。

用法 代茶饮用，每日1次。

功效 降低血清、胆固醇，扩张冠状动脉。可辅助治疗肺虚咳喘、冠心病之心绞痛、高脂血症等。

延胡索方

原料 延胡索15克。

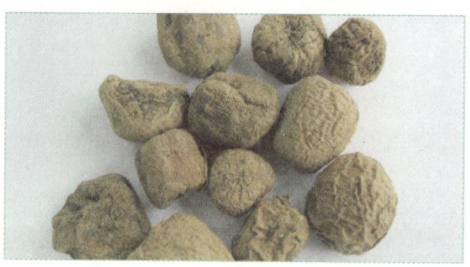

延胡索

制法　延胡索水煎，取汤。
用法　内服，每日1次。
功效　适用于辅助治疗冠心病。

山楂益母茶

原料　山楂（干品）20克，益母草10克，茶叶5克。
制法　将上药放入杯内，用沸水冲泡。
用法　代茶饮用，每日2剂。
功效　缓解心肌缺血。益母草具有活血调经、利尿消肿、解毒去瘀、益精明目的功效，搭配消食化积、降血压的山楂一起入茶，效果明显。可用于治疗心血瘀阻型冠心病。

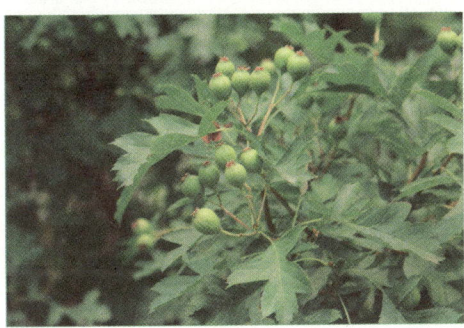

山楂

高脂血症

症状分析

1. 高脂血症是由脂肪代谢或运转异常使血浆出现一种或多种脂质高于正常值的表现。

2. 中医认为，高脂血症主要是由于脾胃功能失调，气血失和，生成痰湿和血瘀导致的。

3. 高脂血症的临床表现有头痛、头晕目眩、四肢麻木、胸部闷痛、气促心悸等。

秘方精选

加味乌龙茶

原料　何首乌30克，乌龙茶3克，冬瓜皮、槐角各18克，山楂肉15克。
制法　将槐角、何首乌、冬瓜皮、山楂肉加清水共煎汤，冲乌龙茶。
用法　每日1剂，代茶饮，不拘次数。
功效　利尿，降血脂。适用于高脂血症。

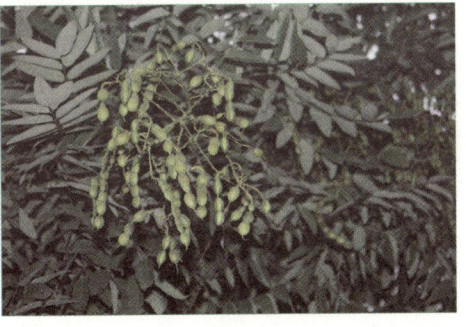

槐角

二根茶

原料　山楂根、茶树根、菜花、玉米须各10克。
制法　将山楂根、茶树根碾成粗末，

菜花、玉米须切碎，四味一起水煎。

⬤用法　每日1剂，代茶饮，不拘次数。

⬤功效　降血脂，化浊，利尿，降血糖。

山楂荷叶茶

⬤原料　干荷叶60克，茶叶50克，花生叶15克，生山楂、生薏苡仁各10克，橘皮5克。

⬤制法　将上药共研为细末，用沸水冲泡。

⬤用法　每日1剂，代茶饮，不拘次数。

⬤功效　消食，降血脂。

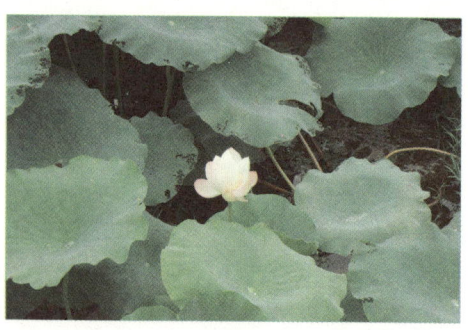

荷叶

消脂酒

⬤原料　山楂、泽泻、丹参、香菇各30克，白酒500毫升，蜂蜜150克。

⬤制法　将山楂、泽泻、丹参、香菇切成薄片，置容器中；加入白酒，密封，浸泡14日后，过滤去渣；加入蜂蜜调匀即成。

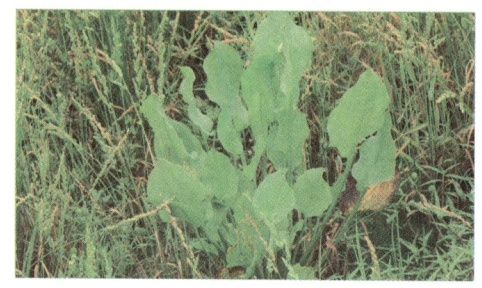

泽泻

⬤用法　每次服20~30毫升，每日服2次。

⬤功效　健脾益胃，活血消脂。

胃痛

症状分析

1. 胃痛，多为上腹胃脘部近心窝处发生的疼痛。

2. 中医认为，胃痛多由外感寒邪、饮食损伤、脾胃素虚和情志不畅等病因引发。胃是主要病变脏腑，常与肝、脾等脏器有密切关系。胃痛的主要病机是胃气郁滞。

3. 常伴随打嗝、胀气、呕吐、腹泻、胸闷、烧心、吐酸水等症状。

秘方精选

棉花籽汤

⬤原料　新棉花籽适量，生姜3片。

⬤制法　将棉花籽炒至黄黑色，研磨

成细末。将生姜冲泡成汤。

用法 每次6克，每日1~2次，用生姜汤送服。

功效 温中散寒，消炎止痛。适用于胃寒疼痛。

生姜陈皮茶

原料 生姜、陈皮各10克。

制法 将生姜洗净，切片，将陈皮和生姜置于砂锅中，加水适量，煎沸20分钟左右，滤渣取汁饮用。

用法 代茶温饮，每日1剂，药渣可再煎服用。

功效 温中行气，暖胃健脾。

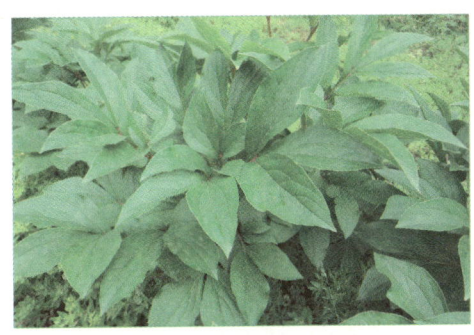

白芍

用法 每日1剂，分2次服。

功效 本方可缓解慢性胃炎，症见胃脘疼痛、嘈杂灼热、知饥少纳、口干引饮、舌光剥或少苔或有裂纹、脉细数或弦细，也可用于胃酸缺乏。

三七藕蛋方

原料 莲藕汁30毫升，三七末3克，鸡蛋2个，白砂糖少许。

制法 将鸡蛋打散与莲藕汁混合，再加入白砂糖和三七末，煮熟即可。

用法 内服，每日1次。

功效 止痛，止血，散寒。

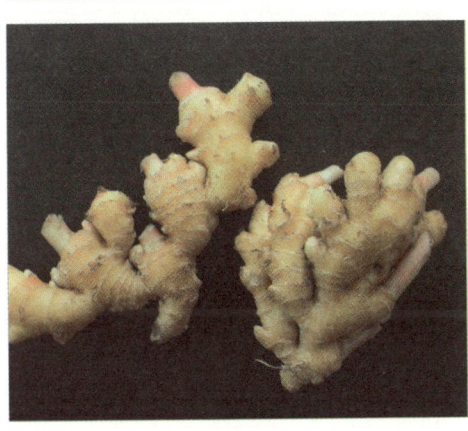

生姜

慢性胃炎

益阴养胃汤

原料 沙参、玉竹、白芍各15克，麦冬、生地黄、石斛各12克，川楝子、炙甘草各10克，半夏3克。

制法 将上药以水煎煮，取药汁。

症状分析

1. 慢性胃炎可分为慢性浅表性胃炎、慢性糜烂性胃炎和慢性萎缩性胃炎，是由不同病因引起的各种慢性胃黏膜炎性病变。

2. 临床表现为贫血、消瘦、舌炎、腹泻、腹痛、呕血、黑便等。症状常反复，无规律性腹痛，疼痛经常出现于进食过程中或餐后，轻者为间歇性隐痛或钝痛，重者为剧烈绞痛。

秘方精选

山药羊乳方

原料 山药50克，羊乳500毫升，白砂糖适量。

制法 山药洗净去皮，切块，入锅炒至微黄，研为细末；将羊乳烧沸，加入山药末和白砂糖搅匀即可。

用法 每日服1次。

功效 益气养阴，补肾健脾。适用于缓解慢性胃炎、呃逆反胃。

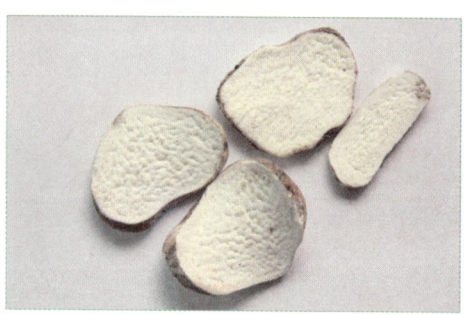

山药

麦芽茶

原料 麦芽10克，绿茶3克。

制法 将麦芽用水洗净，过滤后与绿茶一起放入茶杯中，加适量沸水冲泡，泡约5分钟即可。

用法 代茶饮用，每日1~2剂。

功效 温中补气。适用于辅助治疗肝胃蕴热所致的慢性胃炎。

止呕方

原料 党参、麦芽、焦山楂各15克，白芍、白术、茯苓各12克，炒枳壳、生姜、半夏、紫苏梗各10克，柴胡9克，炙甘草5克。

制法 将上药用水煎煮，滤渣，取汁。

用法 内服，每日1剂。

功效 疏肝健脾。适用于辅助治疗慢性胃炎，中医辨证属肝郁脾虚证。

老姜红糖膏

原料 老姜、红糖各60克。

制法 将老姜洗净，捣烂取汁，隔水蒸沸，加入红糖溶化即可。

用法 每日1剂，分2次服。

功效 温中散寒，和胃止痛。适用于缓解胃寒疼痛。

急性胃肠炎

症状分析

1. 急性胃肠炎是指胃肠黏膜的急性炎症。

2. 常发于夏秋季，多与饮食不当、暴饮暴食或食入生冷腐馊、秽浊不洁的食品有关；多以细菌或病毒感染为诱因，常见集体发病。

3. 临床表现为恶心、呕吐、腹痛、腹泻、发热等。

秘方精选

艾叶生姜茶

原料 艾叶9克，生姜2片，红茶6克。
制法 艾叶、生姜、红茶一同水煎取汁。
用法 内服，每日2~3次。
功效 利湿散寒。适用于辅助治疗寒湿型急性胃肠炎，症见暴起上吐下泻、便稀如水、腹痛肠鸣、胁腹胀满、身重肢冷。

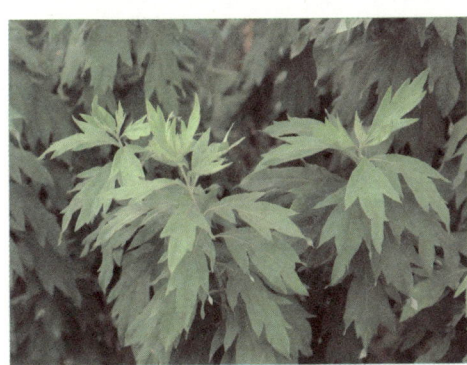

艾叶

大蒜方

原料 大蒜7头。
制法 大蒜带皮，火烧至皮焦蒜熟后，将皮剥掉。
用法 1次服完。
功效 适用于辅助治疗急性胃肠炎。

橘皮蜂蜜

原料 橘皮30克，蜂蜜适量。
制法 橘皮洗净切碎，加入适量蜂蜜，文火炖煮20分钟。
用法 饮汤，食橘皮。
功效 适用于辅助治疗急性胃肠炎。

双草煎

原料 鲜马鞭草、鲜鱼腥草各适量。
制法 鲜马鞭草、鲜鱼腥草捣烂，加凉开水适量，搅匀后，绞取药汁即可。
用法 内服，每日2次。
功效 适用于辅助治疗急性胃肠炎。

枫叶方

原料 枫叶适量。
制法 枫叶水煎取汁。
用法 每次服50~100毫升，每日1次。
功效 适用于辅助治疗急性胃肠炎。

白扁豆方

原料 白扁豆50克。
制法 白扁豆煮汁。
用法 代茶饮，每日2次。
功效 适用于缓解急性胃肠炎。

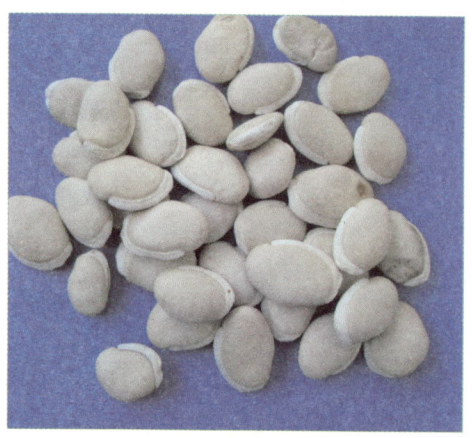

白扁豆

消化不良

症状分析

1. 消化不良是一组消化吸收障碍性疾病的综合表现。

2. 多因饮食没有节制或进食生冷、油腻、不洁之物，使食物不易被消化吸收所致。

3. 主要症状为食欲不振、腹胀、腹痛、嗳气、恶心、呕吐、泛酸等。

秘方精选

蜂蜜柚子茶

原料 柚子1个，冰糖少许，蜂蜜适量。

制法 柚子用温水泡5分钟，果皮切成细丝；果肉去子，用搅拌机打成泥。将柚子皮和果肉泥入锅，加适量水和冰糖，用文火熬30分钟至黏稠。晾至温热时加蜂蜜调匀，装入容器中密封，放置10日左右。

用法 每次用温热水冲饮。

功效 有效改善消化不良。

大枣橘皮方

原料 大枣10个，鲜橘皮10克（或干橘皮3克）。

制法 将大枣炒焦，与鲜橘皮同放入保温杯内，以沸水冲泡，温浸10分钟。

用法 饭前代茶频饮，不拘用量。

功效 能够有效缓解食欲不振。

山桂香参汤

原料 山桂100克，广木香、沙参各50克，决明子20克。

制法 将上药以水煎煮，取药汁。

用法 每日1剂，代茶饮。

功效 适用于缓解消化不良。

胆囊炎

症状分析

1. 胆囊炎分急性胆囊炎和慢性胆囊炎，是由细菌性感染或化学性刺激（胆汁成分改变）引起的胆囊病变，为胆囊的常见病。

2. 急性胆囊炎的症状为右上腹持续性疼痛，常伴发热、恶心呕吐，少见寒战，黄疸轻。慢性胆囊炎的症状为胆源性消化不良、上腹部闷胀、嗳气、胃部灼热等。

秘方精选

归芍螺肉汤

原料 当归20克，赤芍15克，橘皮10克，田螺（取肉）150克，绍兴酒、姜片、盐、味精、芝麻油各适量。

制法 赤芍、橘皮、螺肉分别洗净，水煎2次，每次用水250毫升，煎半小时，将2次药汁混合，去渣；然后放入剩余材料，继续煮至熟透。

用法 分2次趁热食螺肉，喝汤。

功效 适用于缓解慢性胆囊炎之胃脘疼痛。

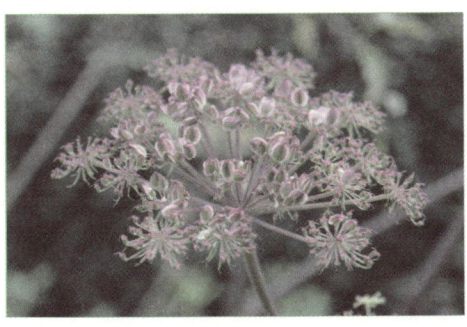

当归

败酱草方

原料 败酱草、茵陈、金钱草各30克，白砂糖适量。

制法 将上药加水煎煮至1000毫升，加入白砂糖拌匀。

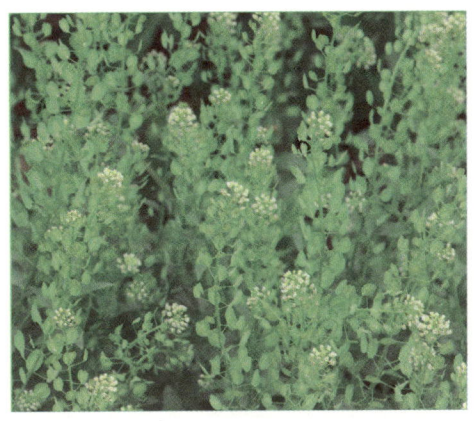

败酱草

用法 代茶温服。

功效 清热解毒，消炎利胆。适用于辅助治疗慢性胆囊炎。

地黄柴汤

原料 山栀子、泽泻各9克，生地黄、柴胡、车前子、龙胆草、甘草、川木通各6克，当归3克。

制法 将上药一起加水煎煮2次，分别去渣留汁。

用法 将2次药汁混合后分成2份，早、晚饭后30分钟各服用1次。

功效 清热祛湿，疏肝消炎。

金钱草茶

原料 金钱草100克。

制法 将金钱草煮水。

用法 代茶饮用，每日1剂。

功效 利胆排石，清热化湿。适用于辅助治疗急性胆囊炎。

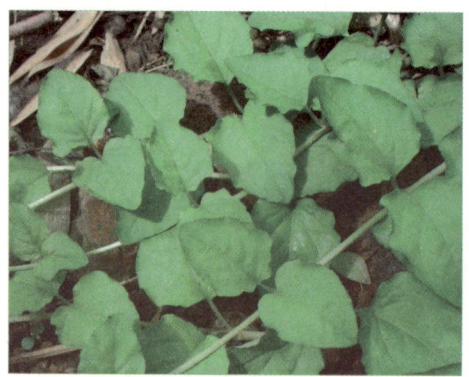

金钱草

肝炎

症状分析

1. 肝炎分急性肝炎和慢性肝炎，是肝脏的炎症。病因可能不同，最常见的是病毒引起的。此外，还有自身免疫造成的，酗酒也可以导致肝炎。

2. 主要症状为食欲减退，消化功能差，没有饥饿感，进食后腹胀，厌吃油腻食物，如果进食便会引起恶心、呕吐，活动后易感疲倦。

秘方精选

糯米草汤

原料 糯米草60克。
制法 将糯米草加适量水煎煮，滤渣取汁。
用法 每日1剂，分2次服。
功效 润肺益胃，利尿。适用于辅助治疗黄疸型及无黄疸型肝炎。

凤尾草方

原料 凤尾草50克，白砂糖适量。
制法 凤尾草水煎，加白砂糖调匀即可。
用法 每日2次。连服5~7日为1个疗程。
功效 适用于辅助治疗急性病毒性肝炎。

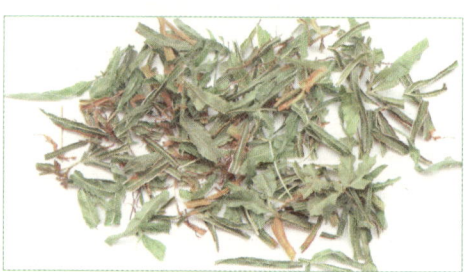

凤尾草

珍珠草猪肝汤

原料 猪肝100克，干珍珠草30克。
制法 将上药加水煮汤，调味。
用法 吃猪肝喝汤，每日1剂，连服5~7剂。
功效 平肝清热，利水解毒。适用于治疗急性传染性肝炎。

脂肪肝

症状分析

1. 脂肪肝是一种由于各种原因引起的肝细胞内脂肪堆积过多的肝脏

病变。

2. 轻度脂肪肝多无临床症状，患者仅有疲乏感，且多数患者身材较胖。中、重度脂肪肝有类似慢性肝炎的症状，如食欲不振、疲倦乏力、恶心、呕吐、肝区或右上腹隐痛等。

3. 脂肪肝患者常有舌炎、口角炎、皮肤瘀斑、四肢麻木、四肢感觉异常等末梢神经炎的改变。

秘方精选

丹黄健脾保肝汤

原料 牡丹皮、黄连15克，黄精、党参、白术、白芍、法半夏、柴胡各10克，炙甘草、郁金、陈皮、木香各6克，茯苓5克。

制法 将上药以水煎煮，取药汁。

用法 每日1剂，分2次服。

功效 适用于辅助治疗脂肪肝。

消脂汤

原料 泽泻、决明子、丹参各30克，桑寄生、何首乌、巴戟天各12克，象贝母、白芥子、赤芍各15克，枳壳、郁金各9克。

制法 将上药以水煎煮，取药汁。

用法 每日1剂，1个月为1个疗程。

功效 适用于辅助治疗脂肪肝。

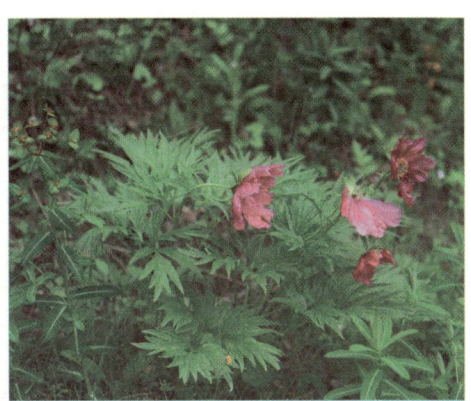

赤芍

金钱草砂仁鱼

原料 金钱草、车前草各60克，砂仁10克，鲤鱼1条，盐、生姜各适量。

制法 将鲤鱼去鳞、鳃及内脏，同金钱草、车前草、砂仁加水同煮，鱼熟后加盐、生姜调味。

用法 佐餐食用。

功效 养阴润燥，去脂，降压。

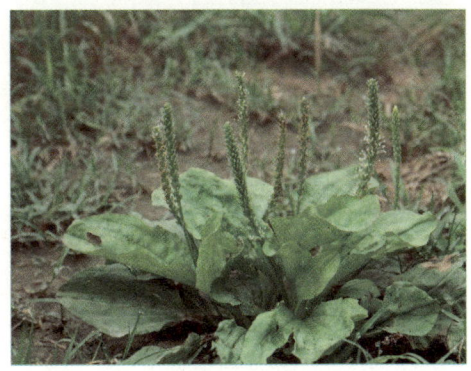

车前草

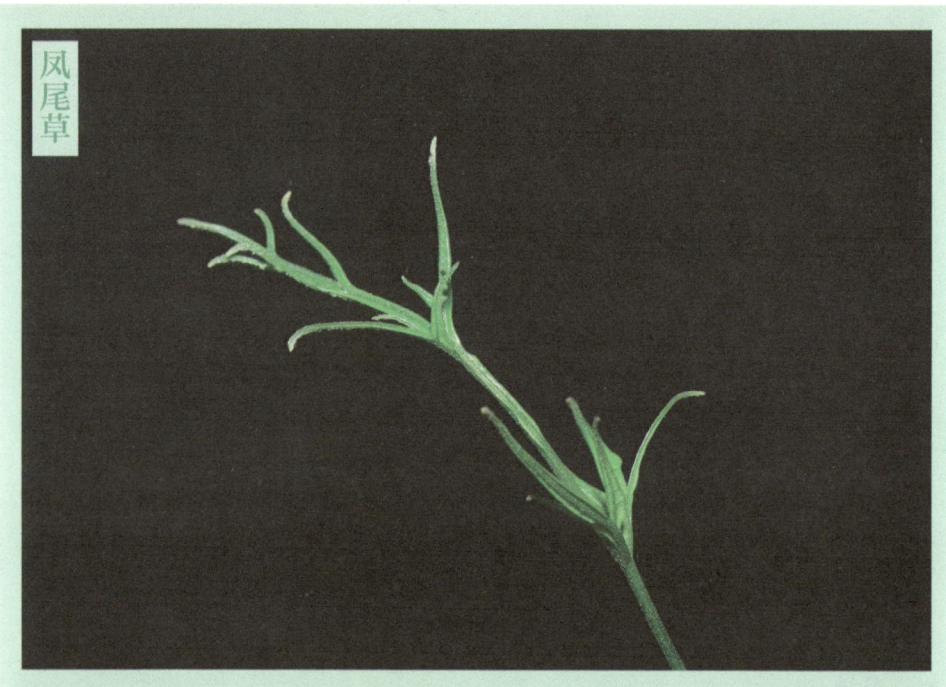

凤尾草

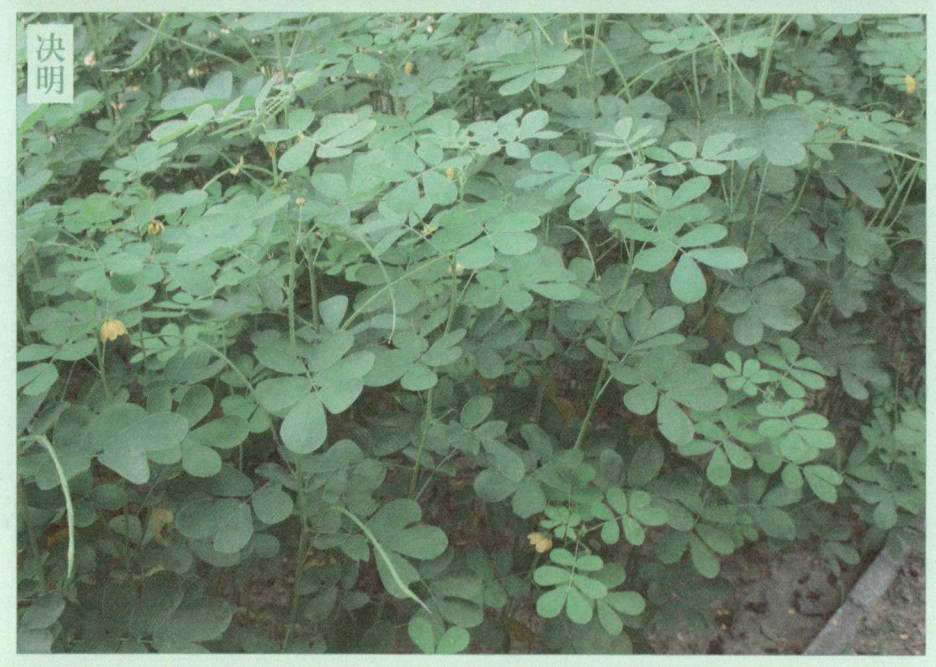

决明

肾炎

症状分析

1. 肾炎指的是肾脏发生的炎症，多由细菌感染引起，一般伴下尿路炎症。

2. 临床表现为高热、寒战、全身疼痛，热退时可发大汗等。

3. 泌尿系统症状表现为腰痛，疼痛的程度不一，少数有腹部绞痛，常有尿频、尿急、尿痛等膀胱刺激症状。

秘方精选

牙痛草方

原料 牙痛草16克。
制法 将牙痛草用水煎煮，滤渣，取汁。
用法 内服，每日3次。
功效 适用于辅助治疗急性肾炎。

五草一根汤

原料 白茅根15克，鲜车前草、鱼腥草、白花蛇舌草、金钱草各10克，甘草8克。
制法 将上药用水煎煮，滤渣，取汤汁。
用法 每日1剂，分2次口服。
功效 清利湿热，解毒消肿。

龙葵汤

原料 龙葵500克，白砂糖90克。
制法 龙葵晒干，用水煎煮取汁，再将渣水煎取汁，将2次所取的汁合并过滤，浓缩，趁热加白砂糖90克溶解搅匀。
用法 每次服100毫升，每日3次。
功效 适用于辅助治疗肾盂肾炎。

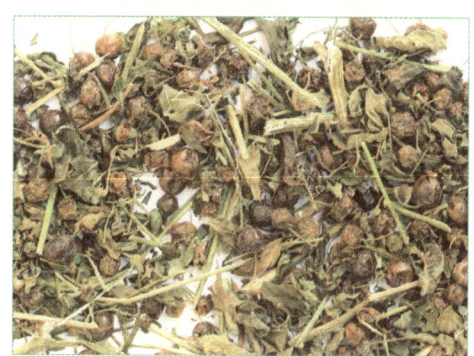

龙葵

泌尿系结石

症状分析

1. 泌尿系结石是泌尿系统各部位结石病的总称，又称尿石症、尿路结石，是常见的泌尿外科疾病之一。

2. 中医认为，本病的湿热蓄积下焦和气火郁于下焦是病发的主要原因。

3. 因结石所在部位不同而异，临床表现有剧烈腰痛、血尿、排尿困难、排尿疼痛等。

秘方精选

石韦方

原料　石韦30克。
制法　将石韦加适量水煎沸15分钟后，滤出药液，再加适量水煎20分钟，去渣，2次药液兑匀即可。
用法　分服，每日1~2剂。
功效　适用于辅助治疗泌尿系结石。

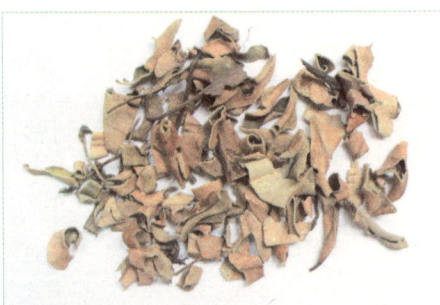

石韦

板蓝根方

原料　板蓝根80克。
制法　板蓝根以水煎煮，滤渣，取汁。

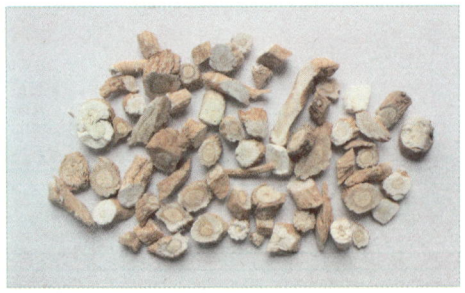

板蓝根

用法　顿服，1周为1个疗程。
功效　适用于辅助治疗泌尿系结石。

白茅根滑石粉方

原料　白茅根45克，滑石粉30克，茯苓、延胡索各15克，炒白术、萆薢、木通各10克，甘草、干姜各6克。
制法　将上药水煎2次，取汁混合。
用法　每日1剂，早、晚餐前服。
功效　适用于辅助治疗泌尿系结石。

糖尿病

症状分析

1. 糖尿病的致病因素多样，是一组因胰岛素绝对或相对分泌不足和（或）胰岛素利用障碍引起的碳水化合物、蛋白质、脂肪代谢紊乱性疾病。

2. 临床上以高血糖为主要标志。糖尿病发病的症状有很多，主要表现为"三多一少"，即多尿、多饮、多食和体重减轻，还可伴有疲乏、倦怠等。

秘方精选

沙苑子方

原料　沙苑子15克。
制法　沙苑子水煎。
用法　晚饭后服，每日1剂。

功效 适用于辅助治疗糖尿病。

紫杉叶茶

原料 紫杉叶适量。
制法 紫杉叶晒干后水煎。
用法 每次2~3克，每日3次，代茶饮。
功效 适用于辅助治疗糖尿病。

玉竹蜜膏

原料 玉竹、蜂蜜各20克。
制法 玉竹水煎取汁，加蜂蜜浓缩成膏。
用法 每次9克，每日2次。
功效 适用于辅助治疗糖尿病导致的神经衰弱等症状。

痛风

症状分析

1. 痛风属于关节炎的一种，是一种因嘌呤代谢障碍导致尿酸累积而引起的疾病。

2. 发作部位多为拇趾关节、踝关节、膝关节等。长期痛风患者有发作于手指关节、耳郭的病例。急性痛风发作会使相关部位出现红、肿、热、剧烈疼痛，一般多在子夜发作，可使人从睡眠中痛醒。痛风初期，多发作于下肢的关节。

秘方精选

滑石方

原料 滑石40克。
制法 将滑石用布包，加水500毫升，浸泡30分钟后煮沸调匀。
用法 代茶饮，每日1剂。
功效 适用于辅助治疗痛风。

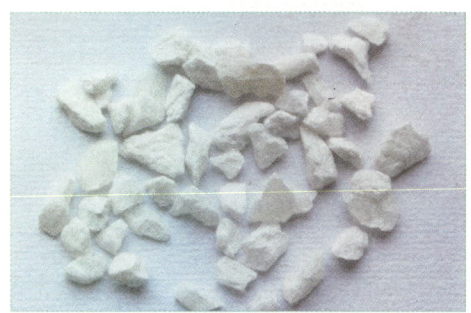

滑石

雷公藤根叶

原料 雷公藤的根和叶适量。
制法 将雷公藤的根和叶捣烂。
用法 敷于痛处，半小时以后将药取下。

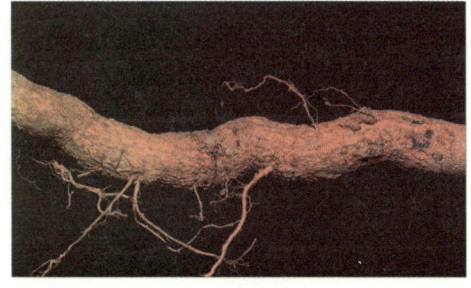

雷公藤

功效 对以关节疼痛为主症的痛风患者有效。

蒲公英粳米粥

原料 鲜蒲公英30克，粳米50克，冰糖2~3块。

制法 鲜蒲公英连根洗净切细，用水煎取浓汁200毫升，加入粳米煮粥，用冰糖调味。

用法 温服，每日2次，3~5日为1个疗程。

功效 清热解毒。适用于辅助治疗湿热壅遏型痛风。

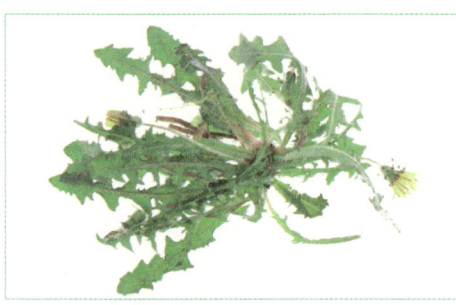

蒲公英

头痛

症状分析

1. 头痛通常指的是头颅上半部包括眉弓、耳轮上缘和枕外隆突连线以上部位的疼痛。

2. 头痛是常见的一种临床症状。中医将之分为外感与内伤两类。外感型主要为风寒头痛和风湿头痛；内伤型为肾虚头痛、肝火头痛、痰厥头痛、气血不足头痛等。

3. 主要症状有头痛恶寒、鼻塞流涕、口渴咽痛、胸闷困倦、头晕目眩、饮食无味等。

秘方精选

刀豆根方

原料 刀豆根15克。

制法 刀豆根用酒煎。

用法 内服，每日1次。

功效 适用于辅助治疗头风（经久难愈之头痛）。

止痛汤

原料 川芎、天麻、炒僵蚕、羌活各10克，细辛3克，陈皮6克，全蝎4只（微炒去毒），生姜3片，黄酒1杯。

制法 将上药用水煎煮，滤渣取汁。

用法 每日1次。

功效 祛风止痛。适用于各种原因引起的剧烈头痛，可随症加减。

向日葵盘饮

原料 向日葵盘（干品）60克。

制法 向日葵盘捣烂，加水500毫升，用文火煎至150毫升。

用法 代茶饮，分2次服完。

功效 适用于辅助治疗偏头痛。

便秘

症状分析

1. 临床上将排便次数减少、粪便量减少、粪便干结、排便费力等病理现象，称为便秘。
2. 常见症状是排便次数明显减少，2~3日或更长时间排便1次，无规律，粪质干硬，常伴有排便困难的现象。

秘方精选

芒硝粥

原料 芒硝5克，粳米100克，白砂糖3大匙。

制法 将粳米洗净放入锅中，加入清水适量，煮为稀粥，待粥熟时，加入芒硝、白砂糖，再煮1~2沸即可。

用法 每日服食1次，3日为1个疗程。

功效 清热泻火，软坚散结。适用于辅助治疗大便秘结、胁腹胀满等症。

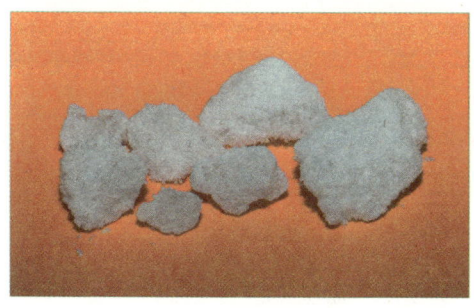

芒硝

龙眼桑椹方

原料 龙眼肉、桑椹各50克，当归30克，枸杞子10克，蜂蜜适量。

制法 将上药除蜂蜜外的全部原料用水煎煮，再加入蜂蜜，熬汁收膏，装瓶备用。

用法 早晚各服10毫升。

功效 适用于老年人因脾虚气血不足引起的便秘。

当归川芎地黄汤

原料 火麻仁20克（冲），山药、黄精各15克，当归、地黄、炙首乌各12克，川芎、白芍各10克，檀香7克。

制法 将上药以水煎煮，取药汁。

用法 每日1剂，分早、晚2次服。

功效 适用于辅助治疗血虚便秘。

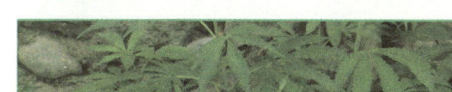

大麻（药材火麻仁）

参芩陈蜜茶

原料 太子参、黄芩各20克，花茶6克，陈皮5克，蜂蜜适量。

制法 将太子参、黄芩、陈皮一起

洗净，然后加水约500毫升，煮沸20分钟；滤渣取沸汤冲泡花茶，根据个人口味调入蜂蜜饮用。

用法 不拘时温饮。

功效 健脾益气，润肠通便。经常饮用可缓解便秘。

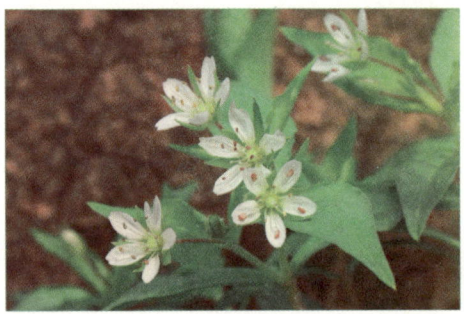

太子参

当归白芍饮

原料 当归60克，火麻仁30克，黑芝麻24克，郁李仁、肉苁蓉各15克，白芍9克，甘草6克，蜂蜜适量。

制法 将上药以水煎煮，取药汁。冲蜂蜜60克。

用法 随服。

功效 对年老或久病津液短少所致的便秘有较好疗效。

第七章 外科病祖传秘方

生活中，我们经常会遇到一些外科的小伤小痛，这些伤病多半在家就能得到很好的护理和疗愈。本章秘方针对一些外科常见的伤病病症，教你通过自学的方式保护自己及家人的健康，让生活更美好。

疔疮

症状分析

1. 疔疮又叫作疔，是一种急性化脓性疾病，发病迅速，因其初起形小根深，坚硬如钉而得名，易恶化，危险性较大。多发于颜面和手足等处。

2. 疔疮初期起为毛囊口脓疮隆起，呈圆锥形的炎性硬结，状如粟粒，色或黄或紫，红、肿、热、痛，数日内硬结增大，疼痛加剧；后期因形成脓肿而硬结变软，疼痛减轻，溃脓后脓腔收缩，逐渐愈合。

秘方精选

紫花地丁根方

原料 紫花地丁根适量，红糖少许。

制法 将紫花地丁根、红糖一起捣烂。

用法 敷于患处。

功效 适用于疔疮初起。

鲜黄花稔叶方

原料 鲜黄花稔叶1大把，红糖或蜂蜜少许。
制法 先将鲜黄花稔叶捣烂，然后加红糖或蜂蜜调匀。
用法 涂于患处，每日用药3~4次。
功效 适用于缓解颜面疔疮。

苍耳子方

原料 苍耳子适量。
制法 将苍耳子放入油中备用。
用法 用时将苍耳子捣烂敷于患处，或直接将苍耳子塞入疔疮中央，用纱布包贴，每日揭开纱布，清除脓液。
功效 适用于缓解疔疮。

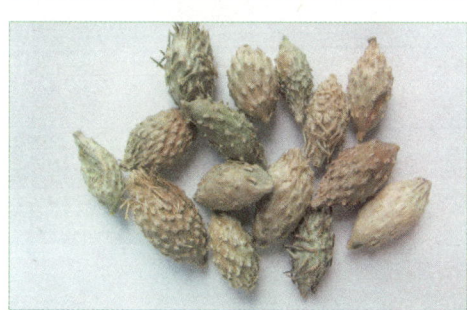

苍耳子

类风湿性关节炎

症状分析

1. 类风湿性关节炎指的是关节滑膜及其周围的组织发炎，并且关节本身充满渗出液和白细胞的病症。

2. 发病初期会出现低热、乏力、食欲不振、体重减轻、关节僵硬、红肿等症状，并伴有疼痛感和指端动脉痉挛；偶见皮下结节现象。后期关节肿胀减轻，但发展为不规则形状，并伴有明显的贫血症状。

秘方精选

川乌粥

原料 川乌3克，生姜汁10滴，粳米30克，蜂蜜适量。
制法 先将川乌研末；粳米入锅煮沸，加入川乌末，用文火煮2~3小时，调入生姜汁和蜂蜜，搅匀，再次煮沸即可。
用法 佐餐食用。
功效 适用于辅助治疗类风湿性关节炎。

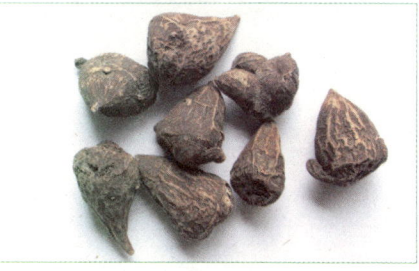

川乌

三经散寒通络方

原料 白芍20克，党参、桂枝、桑

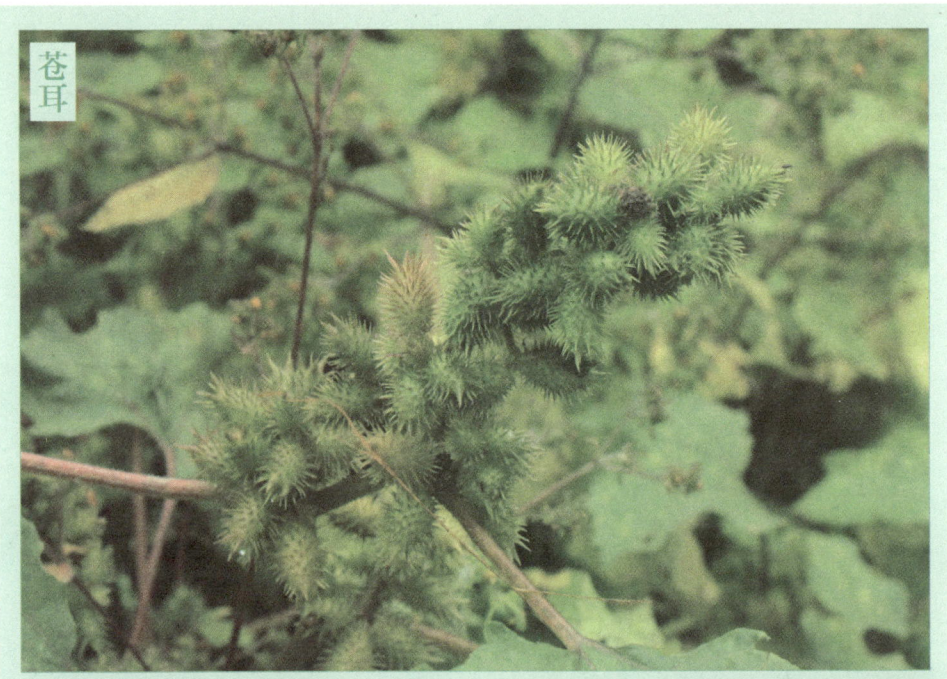

苍耳

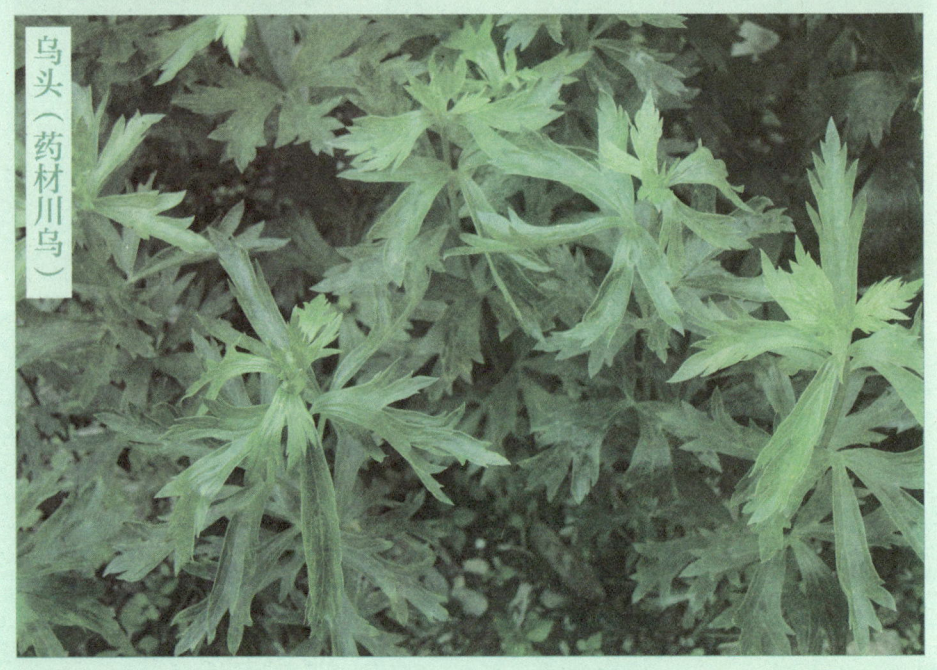

乌头（药材川乌）

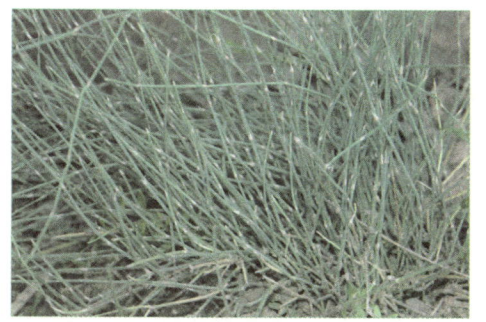

麻黄

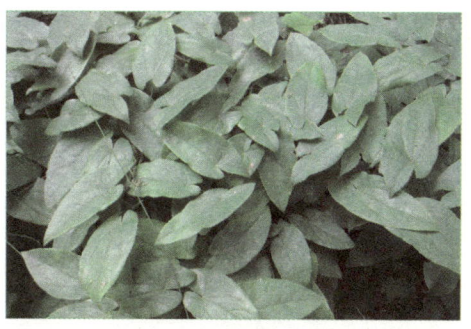

淫羊藿

枝各12克，麻黄10克，穿山甲*、炙乳香各6克，鹿茸5克。

制法 将上药用水煎煮，取药汁。

用法 每2日服用1剂。

功效 补气养血，散寒通络，强筋壮骨。适用于辅助治疗类风湿性关节畸形。

淫羊藿地精汤

原料 黄柏50克，淫羊藿、巴戟天、熟地黄、枸杞、党参、山药、山茱萸、黄精、龙骨、牡蛎、天花粉、黄连各9克。

制法 将上药以水煎煮，取药汁。

用法 每日1剂，分2次服。

功效 温补肾阳，益气养阴，清热除湿。对类风湿性关节炎有一定的缓解作用。

---

* 药方中涉及国家保护动物的，为呈现原方，书中不做改动，实际应用中可用其他药物代替。

风湿性关节炎

症状分析

1. 风湿性关节炎指的是与溶血性链球菌感染有关的变态反应性疾病。中医认为它是风湿热的主要表现之一，多见于成人。这种病好发于冬、春两季，多发于女性。

2. 临床以双膝关节和双肘关节的疼痛、酸楚、麻木、活动障碍等为主要症状，常因气候变化、寒冷刺激、劳累过度等而发作。发作时患部疼痛剧烈，有灼热感或自觉烧灼而扪之不热。

秘方精选

附子白术汤

原料 附子3枚（炮），白术120克，生姜60克，炙甘草30克，大枣12个。

制法 将上药以水煎煮，取药汁。

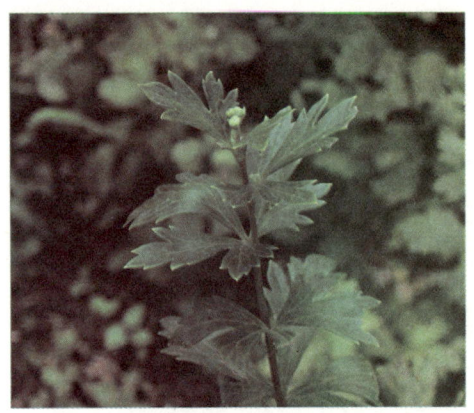

乌头（药材附子）

用法 每日1剂，分2次服。
功效 祛风湿，温经络，止疼痛。适用于辅助治疗风湿性关节炎，症见不能自转侧。

苏木土鳖虫汤

原料 苏木30克，寻骨风20克，土鳖虫12克，大戟6克。
制法 将上药加适量水煎煮。
用法 熏洗患处，每日1~2次。
功效 祛风，活血，止痛。适用于风湿性关节炎。
备注 大戟食用有毒，不可过量内服。

复方透骨草汤

原料 追地风、透骨草、千年健各30克。
制法 将上药加水适量熬煮。
用法 熏洗患处，每日2次。
功效 除风止痛。对风湿性关节炎有一定的疗效。

加味通痹汤

原料 当归20克，制川乌、炙没药、皂角刺、炙甘草各10克。
制法 将上药以水煎煮，取药汁。
用法 每日1剂，分2次服。
功效 温经祛寒，活络通痹。适用于辅助治疗风寒湿痹性骨关节炎。

艾叶红花汤

原料 透骨草30克，艾叶、红花各9克，花椒6克。
制法 将上药加适量水煎煮。
用法 熏洗患处，每日1~2次。
功效 活血通络，疏风止痛。适用于辅助治疗风湿性关节炎。

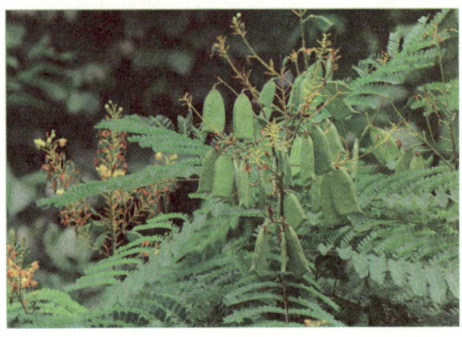

苏木

第八章
五官科病祖传秘方

"五官"指的是眉、眼、耳、鼻、口,是非常重要的人体器官,它们的病痛对人的日常生活影响极大。本章收录了五官科常见病症的对症秘方,让人们在生活中轻松应对五官的小问题,通过秘方的调养,摆脱病痛烦恼。

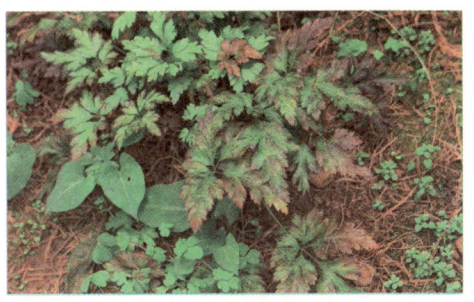

黄连

沙眼

症状分析

1. 沙眼是一种慢性传染性结膜角膜炎,由沙眼衣原体引起,是致盲眼病之一。

2. 沙眼早期没有症状,部分患者出现刺痒、干涩、畏光、见风流泪的症状,晨起时眼角有少量分泌物;夜间常感到眼睛疲惫不适、睁不开眼等。

秘方精选

二矾黄连木贼洗方

原料: 明矾、胆矾、黄连各3克,木贼10克。
制法: 将上药加水煎煮,去渣备用。
用法: 熏洗患眼,每晚1次,1剂可连用7日;再次使用前要加热煮沸,如果患者感觉刺激性强,可酌情加适量开水再用。
功效: 对沙眼有一定的疗效。

桑叶玄明粉方

原料: 桑叶15克,玄明粉10克。
制法: 将上药加水煎煮5分钟,去渣取汁,备用。
用法: 温洗患眼,每日2次。
功效: 疏风清热,清肝明目。适用于辅助治疗进行期沙眼。

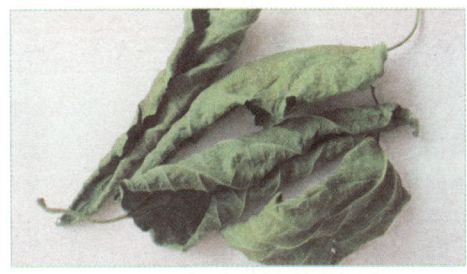

桑叶

除风清脾饮

原料: 玄明粉(冲服)12克,陈皮、连翘、玄参、大黄、桔梗、生地黄、知母、黄连各10克,防风8克,荆芥6克。

制法　将上药以水煎煮，取药汁。
用法　每日1剂，分2次服。
功效　祛风清脾，祛湿。适用于辅助治疗沙眼。

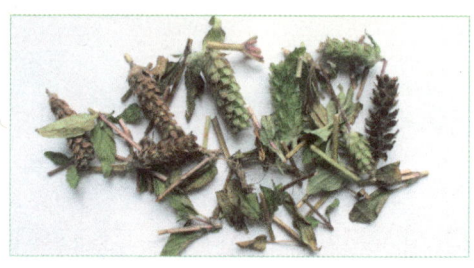
夏枯草

青光眼

症状分析

1. 青光眼是指一种眼压增高、视神经损伤的病症，属致盲眼病。青光眼发病迅速，危害性大，是一种常见疑难眼病。

2. 青光眼的病因十分复杂，症状多种多样，其中最主要的症状有恶心呕吐、虹视、头痛、视力低下等。

秘方精选

归龙致心汤

原料　黑栀子13克，当归、地龙、黑地榆各12克，红花10克，川芎、桃仁、鸡内金、僵蚕各6克。
制法　将上药以水煎煮，取药汁。
用法　每日1剂，分2次服。
功效　养血活血，化瘀通络，清热息风。适用于辅助治疗原发性青光眼。

抗青汤

原料　生地黄、茯苓、车前子（包煎）、菊花各30克，泽泻18克，枸杞子、茺蔚子、夏枯草、僵蚕各15克，当归、白芍、柴胡各10克，香附、甘草各6克，黄连3克，羚羊角1.5克（单煎）。
制法　将上药以水煎煮，取药汁。
用法　每日1剂，分3次服。
功效　疏肝去火，清热生津。对青光眼有一定的疗效。

二冬粥

原料　天冬、麦冬各15克，粳米120克，冰糖适量。
制法　粳米淘净，与天冬、麦冬加水煮成二冬粥，加冰糖调匀。
用法　每日2次，每次1小碗。
功效　适用于闭角型青光眼伴口干唇燥大便干结者。

白内障

症状分析

1. 医学上将眼睛的晶状体透明度降低或颜色改变导致的视觉障碍性疾

病称为白内障。

2. 中医认为，本病属于年老体弱、肝肾亏虚、精气不能上荣于目引起的晶状体代谢障碍。

3. 发病初期视物模糊，眼前有黑点或黑影移动，或远望昏朦、近视清晰；也有明处昏朦、暗处清晰的现象，或视力快速下降。

秘方精选

地黄二子粥

原料 生地黄30克，青葙子、枸杞子各10克，粳米100克。

制法 将青葙子、枸杞子捣碎，与生地黄一同放入砂锅内，加适量水，用文火煎煮30分钟，取汁备用；粳米煮成粥，加入药汁，再煮沸即成。

用法 每日1剂，分早、晚2次食用。

功效 滋养肝肾，补阴明目。适用于辅助治疗早期老年性白内障。

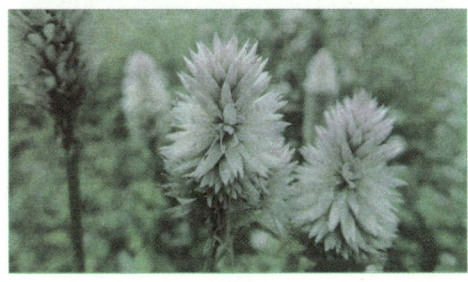

青葙

薄荷液

原料 薄荷脑25克。

制法 每次取薄荷脑少许，放入小酒杯中，以温开水溶化为液体，备用。

用法 用医用脱脂棉蘸薄荷脑药液，涂擦印堂穴和双侧太阳穴，然后将棉球放在鼻孔下嗅其气，每日3次。

功效 通窍明目。适用于辅助治疗白内障。

猪肝枸杞叶方

原料 猪肝150克，鲜枸杞叶100克。

制法 猪肝洗净切条，与枸杞叶共煎煮。

用法 每日温服2次。

功效 清肝明目。适用于辅助治疗老年性白内障。

角膜炎

症状分析

1. 角膜炎是指因外源或内源性致病因素引起的角膜炎症。角膜炎的分类方法较多，尚未统一。目前大多按其致病原因分类，分为感染性和非感染性两大类。

2. 临床症状包含患眼有异物感、刺痛感，甚至烧灼感；球结膜表面混合性充血，伴有怕光、流泪、视力障碍和分泌物增加等症状；角膜表面浸润有溃疡形成。

秘方精选

当归芍芩木贼汤

原料 甘菊、白葵各12克，紫草10克，当归、生地黄、赤芍、黄芩、木贼、蝉蜕、生栀子各9克，甘草6克。

制法 将上药以水煎煮，取药汁。

用法 每日1剂，分2次服。

功效 疏风，清热解毒，退翳明目。适用于辅助治疗浅层点状角膜炎。

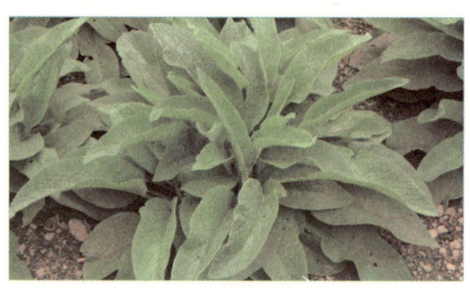

紫草

泻肝清热退翳方

原料 龙胆草、柴胡、黄连、栀子、蒲公英、生地黄、石膏、知母、大黄、玄明粉、枳壳、木通各10克。

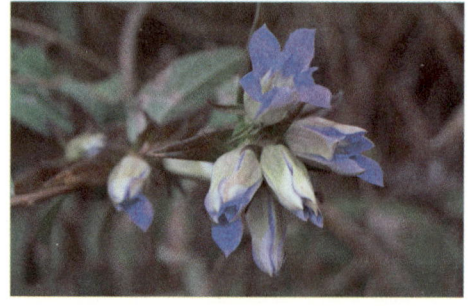

龙胆草

制法 将上药以水煎煮，取药汁。

用法 每日1剂，分2次服。10剂为1个疗程。

功效 泻肝清热，祛风退翳。适用于辅助治疗细菌性角膜炎。

桑菊黄连洗眼方

原料 桑叶、菊花、金银花各15克，防风、归尾、赤芍、黄连各10克。

制法 将上药以水煎煮，去渣备用。

用法 趁热熏洗患部。

功效 清肝散风，化瘀通络。适用于辅助治疗角膜溃疡、睑腺炎等。

中耳炎

症状分析

1. 中耳炎指发生在中耳部位的炎症，多因肺炎链球菌、金黄色葡萄球菌、溶血性链球菌等化脓性致病菌侵入而引起。依据中耳炎起病情况及病情程度，该病可分为急性中耳炎、慢性化脓性中耳炎和分泌性中耳炎三种类型。

2. 急性中耳炎的临床症状为耳痛、发热、听力减退、耳漏、头痛、全身不适、食欲不振、便秘等。慢性化脓性中耳炎一般由急性中耳炎拖延治疗导致，也可由其他部位炎症引发，表现为耳漏、听力减退、眩晕、头痛等。分泌性中耳炎多表现为耳痛、耳闷、耳堵、听力下降或耳鸣等。

秘方精选

滴耳半夏酒

原料 生半夏50克，白酒150毫升。
制法 将生半夏研成细粉，置容器中，加入白酒浸泡24小时，取上清液即成。
用法 先将患耳洗净，滴入药酒数滴，每日1~2次。
功效 消肿。适用于辅助治疗急性、慢性化脓性中耳炎。

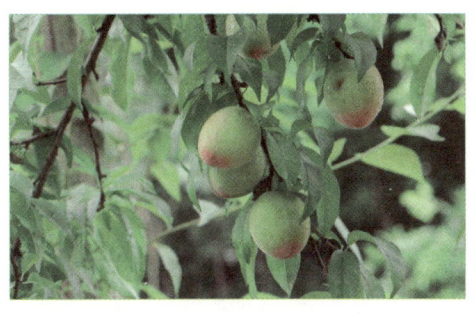
桃仁

用法 每日1剂，分早、晚2次服。
功效 化痰祛瘀，通利经脉。适用于辅助治疗急性非化脓性中耳炎。

银黄半枝莲洗方

原料 半枝莲20克，金银花、生大黄各15克，黄连6克。
制法 将上药加水300毫升，煎煮至100毫升，去渣澄清，备用。
用法 用吸管吸取药液滴入耳内，待药液灌满时侧耳倾出，并用消毒药棉卷吸干耳内余液，每日早、中、晚各灌洗1次。
功效 清热解毒。适用于辅助治疗慢性化脓性中耳炎。

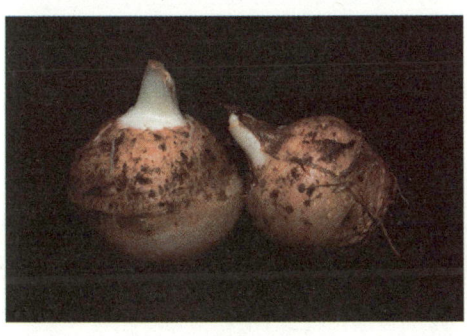
生半夏

化痰祛瘀方

原料 桃仁、川芎、陈皮、茯苓、柴胡、石菖蒲、香附各12克，红花、半夏、僵蚕各9克，赤芍15克，甘草6克。
制法 将上药以水煎煮，取药汁。

耳鸣

症状分析

1. 耳鸣是患者在缺乏外部声源的情况下，自觉耳内或颅内产生嗡鸣、嘶鸣等不成形的异常声幻觉。耳鸣不是疾病，而是一些疾病的症状。

2. 耳鸣发病机制较为复杂，可分为生理性、传导性、神经性和客观性等几种类型。

3. 耳鸣的症状有头晕、头痛、失眠、鼻塞、紧张、平衡感变差等。

秘方精选

莲子粥

原料 莲子肉30克，糯米100克。

制法 将莲子肉煮烂，加入糯米，一同熬煮成粥即可。

用法 佐餐用。

功效 益精气，强智力，聪耳目，健脾胃。适用于辅助治疗高血压引起的老年性耳鸣耳聋。

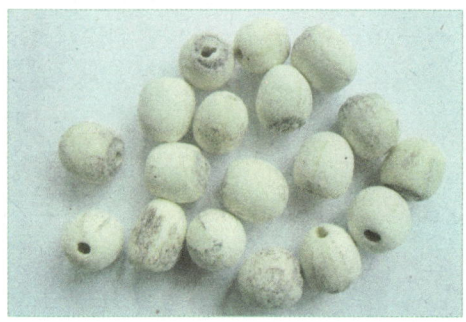

莲子肉

养阴补肾方

原料 生地黄12克，当归、川芎、知母、黄柏、香附、白芷、柴胡各10克，白芍、黄连各9克。

制法 将上药以水煮，取药汁。

用法 每日1剂，分2次服。

功效 养阴补肾。适用于辅助治疗肾阴亏损所致的耳鸣，症见耳内鸣响、头晕目眩、腰酸腿困、遗精盗汗、五心烦热、舌红脉细。

补肾活血通窍方

原料 葛根30~60克，黄精、熟地黄、山药、山茱萸、牡丹皮、桃仁、红花、川芎、石菖蒲、路路通、陈皮各10克。

制法 将上药以水煎煮，取药汁。

用法 每日1剂，分早、晚2次服。

功效 补肾益气，活血通窍。适用于辅助治疗耳鸣耳聋。

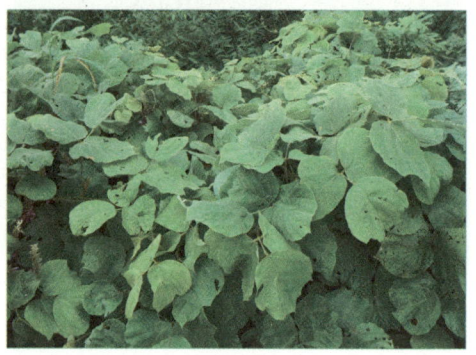

野葛

鼻炎

症状分析

1. 鼻炎分为急性鼻炎和慢性鼻

炎，是由病毒、细菌、过敏原、刺激性气体及某些全身性疾病引起的鼻腔黏膜的非特异性炎症，为一种鼻科常见多发病。

2. 鼻炎的症状以鼻塞、多涕、头痛为主。慢性化脓性鼻炎常继发于急性化脓性鼻炎，以多脓涕为主要表现，可伴有不同程度的鼻塞、头痛及嗅觉障碍等。

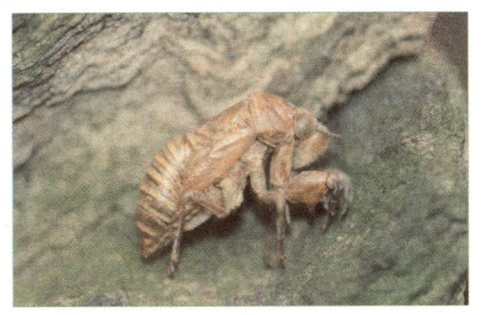

蝉蜕

秘方精选

温阳散风汤

原料 枸杞子、桑椹、白芍各12克，白葵、川芎、白芷、乌梅、蛇床子、锁阳、淫羊藿各10克，菱角5克，细辛3克。

制法 将上药以水煎煮，取药汁。

用法 每日1剂，分2次服。

功效 温补肺肾，祛风散寒。适用于辅助治疗过敏性鼻炎。

祛风宣肺汤

原料 苍耳子、蝉蜕各15克，炙麻黄、辛夷、甘草各9克。

制法 将上药加水煎煮2遍，和匀。

用法 每日分3次服。

功效 祛风宣肺，通利鼻窍。用于缓解过敏性鼻炎，尤其对鼻塞、发痒、喷嚏多、流清涕等症状效果更好。

辛夷苍耳麻黄汤

原料 白术、黄柏各18克，鱼腥草15克，防风、荆芥各12克，辛夷、川芎各10克，苍耳子9克，升麻、甘草各6克，麻黄、细辛各3克。

制法 将上药以水煎煮，取药汁。

用法 每日1剂，分2次服。

功效 发散风寒。适用于辅助治疗急性鼻炎。

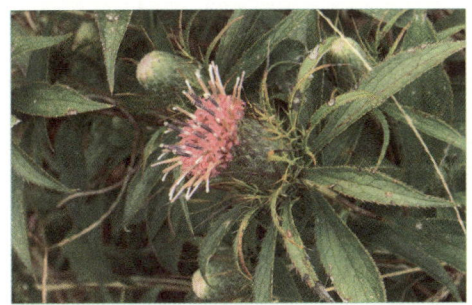

白术

咽炎

症状分析

1. 咽炎是由细菌感染、病毒感

染、环境等因素引起的咽部黏膜、黏膜下组织及淋巴组织炎症的统称，是人体咽部的非特异性炎症。咽炎分为急性咽炎和慢性咽炎。

2. 急性咽炎会出现发热、头痛、食欲减退、四肢酸痛等症状；慢性咽炎以咽部灼痛、咽痒、咽部刺激和异物感为主要症状。

秘方精选

甘草桔梗麦冬散

原料 怀牛膝500克，甘草、桔梗、麦冬各250克，青果100克。

制法 将上药共研碎成粗末，每10克为1包，用塑料袋封装备用。

用法 饮时放在保温杯里，用开水冲泡，代茶饮，每日饮服1~2包。

功效 对慢性咽炎有辅助治疗作用。

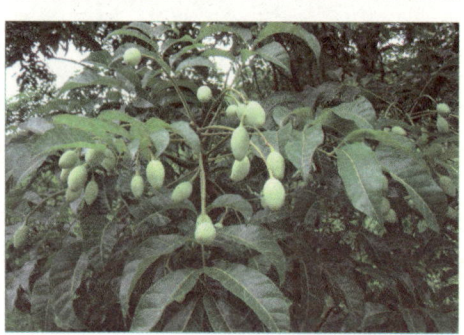

青果

地丁栀子方

原料 地丁、栀子各25克，胡黄连15克。

制法 将上药研粗面，水煎。

用法 温服，每次服用5克，日服2次。

功效 消炎凉血，祛病生新。适用于缓解清浊不化、咽喉肿痛。

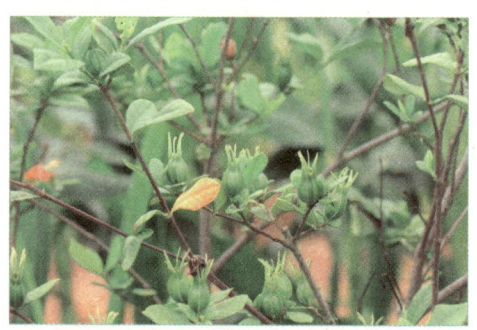

栀子

甘草荞麦野菊花汤

原料 甘草、荞麦、野菊花、杏仁、桔梗、贯众、板蓝根各10克，射干、山豆根、马勃各15克。

制法 将上药以凉水浸泡30分钟后用文火煎煮25分钟，取汁。

用法 每日1剂，分2次服。5~7日为1个疗程。

功效 清热解毒，消肿利咽。适用于辅助治疗急性咽炎。

紫草丹皮方

原料 紫草、牡丹皮各7克，防风、蝉蜕各6克，甘草3克。

制法 将上药用水煎煮，滤渣，取药汁。

用法 每日1剂。
功效 清热凉血，祛风。适用于辅助治疗慢性咽炎。

牙痛

症状分析

1. 牙痛不是疾病，而是一些疾病的症状。牙痛主要分为风火牙痛、胃火牙痛和虚火牙痛。

2. 风火牙痛是由于虚火上升而引起牙齿疼痛，表现为牙龈红肿疼痛，遇风、热更痛。

3. 胃火牙痛主要表现为牙龈红肿或出脓渗血，并可引起头痛，伴有口渴、口臭等症状。

4. 虚火牙痛主要表现为牙齿隐痛、牙龈微红或微肿、牙齿松动，伴有心烦失眠等症状。

秘方精选

菊花甘草茶

原料 白菊花15克，甘草5克，绿茶2克。
制法 甘草加水煎沸10分钟后，趁沸加入白菊花、绿茶拌匀即成，滤渣取汁。
用法 每日1剂，分3次温服。
功效 清凉，消炎。适用于辅助治疗鼻窦炎、牙痛等病症。

咸橄榄芦根茶

原料 干芦根30克，咸橄榄4个。
制法 干芦根切碎，橄榄去核，水煎。
用法 代茶频饮，每日1剂。
功效 清热解毒，泻火生津。适用于辅助治疗牙周炎、牙痛、牙龈肿痛。

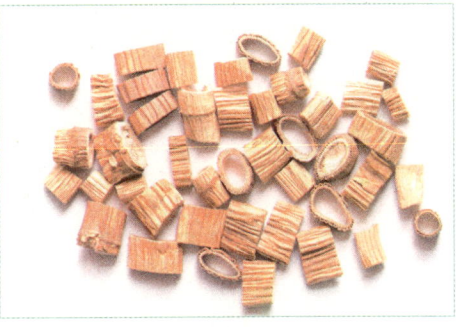

干芦根

五味散

原料 防风、菱角、细辛、白芷各5克，高良姜4克。
制法 将上药焙黄，研为极细末，和匀，装瓶备用。
用法 用医用脱脂棉蘸取药末少许，塞入鼻孔，左侧牙痛塞右鼻孔，右侧牙痛塞左鼻孔，塞好后做深呼吸2分钟，每日早、晚各用药1次。
功效 祛风，消炎，止痛。适用于缓解牙痛。

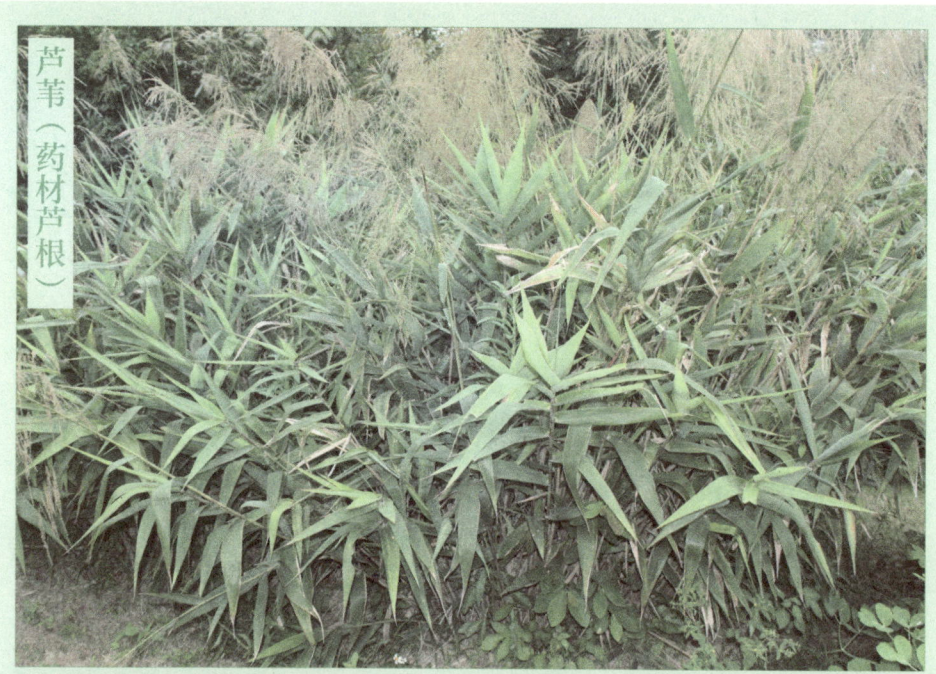

芦苇（药材芦根）

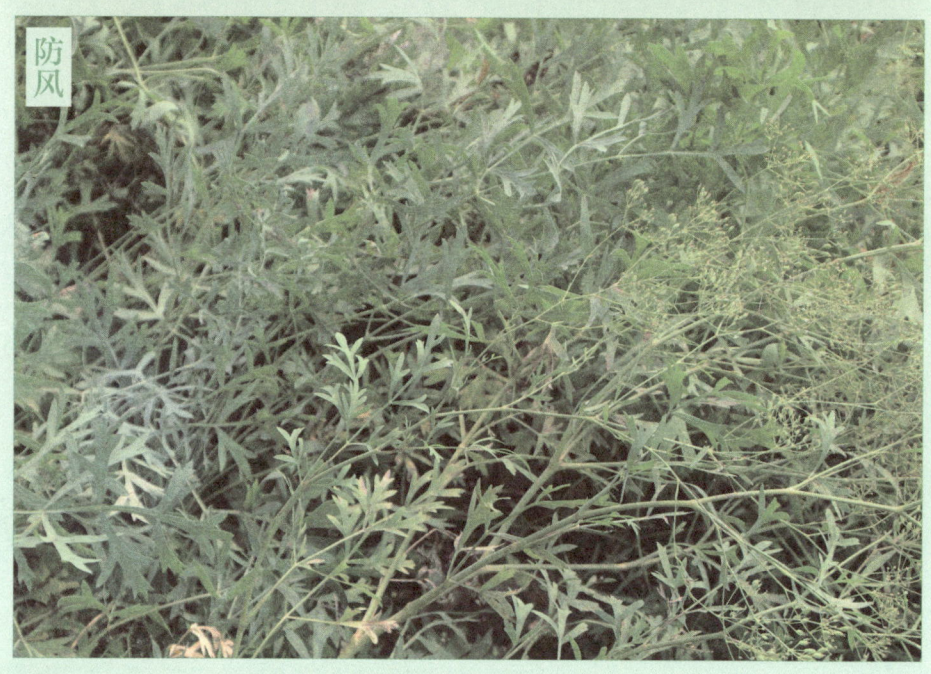

防风

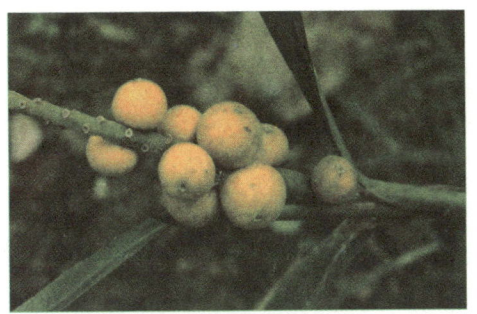

高良姜

牙龈肿痛

症状分析

1. 牙龈肿痛不是疾病，而是一些疾病的症状。中医认为牙龈肿痛主要由风热外袭、秽毒郁结、脾胃火盛、气血虚弱等引起。

2. 牙龈肿痛初期的症状：牙龈呈局限性红肿，先硬后软，患牙有浮出或伸长感，自觉疼痛，触动患牙痛剧；后期的症状：牙齿松动，破溃流脓，腮颊肿胀。

秘方精选

疏风消肿方

原料 金银花、蒲公英各10克，野菊花、紫花地丁、紫背天葵、连翘、蝉花各9克。

制法 将上药以水煎煮，取药汁。

用法 每日1剂，分早、晚2次服。

功效 疏风消肿，清热解毒。适用于缓解风热外袭所致的牙龈肿痛，症见牙龈红肿、坚硬、焮热疼痛、恶寒发热、头痛、脉浮数、舌红苔薄黄。

消肿排脓方

原料 甘草12克，人参、升麻、当归、生黄各10克，炒白术、穿山甲、白芷、皂角刺各9克，青皮6克。

制法 将上药以水煎煮，取药汁。

用法 每日1剂，分2次服。

功效 消肿排脓。适用于缓解气血虚弱所致的牙龈肿痛，症见牙龈肿痛溃破，久不收口，疮口不易愈合，经常溢脓。

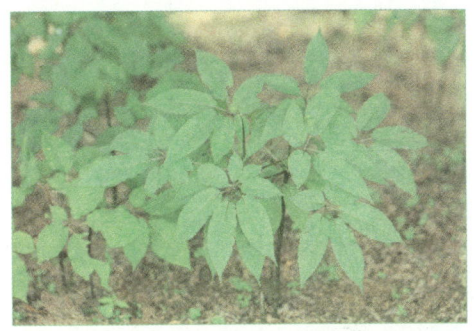

人参

生地黄天冬茶

原料 生地黄15克，天冬10克。

制法 将上药置于砂锅中，加适量水，煎沸20分钟，滤渣取汁。

用法 代茶温饮，每日1剂，药渣可再煎服用。

功效 养阴滋肾。适用于缓解牙痛、上火，症见牙龈肿痛、口干口苦者。

口腔溃疡

症状分析

1. 口腔溃疡即"口疮",是一种常见的发生在口腔黏膜的溃疡性损伤病症,多见于唇内侧、舌头、舌腹、软腭等部位,大小可从米粒至黄豆大,呈圆形或卵圆形,溃疡面凹陷,周围充血。

2. 口腔溃疡是多种因素综合作用的结果,中医认为本病主要因情志过激、郁而化火、心火上攻,或久病火热灼伤阴津而发病。发作时痛感剧烈,局部灼痛明显。

秘方精选

生地黄青梅饮

原料　青梅30克,生地黄15克,石斛10克,甘草2克。

制法　将上药加水煎煮20分钟,去渣取汁。

用法　每日1剂,分2~3次饮服,可连用数日。

功效　生津止渴,养阴清热,降火敛疮。适用于缓解口腔溃疡。

灯心草方

原料　灯心草适量。

制法　灯心草放在生铁小平锅内,置火上烧,直至锅内药物从焦黄变黑且不燃为止,取出研末,备用。

用法　取适量涂抹患处。

功效　适用于缓解口腔溃疡。

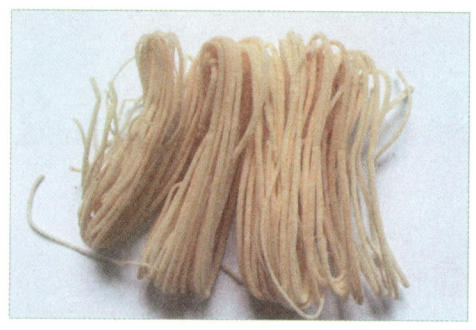

灯心草

猪蹄汤

原料　鲜猪蹄1个,白芷、当归、蜂房、羌活、赤芍、甘草各15克。

制法　将上药入药袋,备用;将猪蹄去毛,洗净,放入锅中,加适量水煮沸,去油渣留清汤,再将药袋入汤内,文火煎30分钟,去渣留汁。

用法　温热服用,在口中含2~3分钟后咽下,每日多次。

功效　适用于缓解阴虚火旺型口腔溃疡。

牙周炎

症状分析

1. 牙周炎是由牙菌斑中的细菌侵犯牙周组织引起的牙龈和牙周组织的

慢性炎症，是一种破坏性疾病。

2. 牙周炎症状为牙龈红肿、出血，不仅在刷牙时出血，有时在说话或咬硬物时也会出血，偶尔还会自发出血。

3. 中医认为，肾主骨，牙齿不好多为肾气虚弱、骨失所养导致，宜选用滋阴补肾、活血行气、清热凉血的方剂来调理。

秘方精选

豆腐石膏汤

原料 生石膏50克，豆腐200克，盐2小匙。

制法 先把生石膏放入锅内，加水煎煮约1小时，再加入豆腐煮约半小时，加盐调味即可。

用法 饮汤吃豆腐。分2次温服。

功效 清泻胃热，解毒润燥。适用于缓解牙周炎引起的胃热、牙痛、牙龈红肿、口臭心烦等症。

甘草雄黄散

原料 甘草3克，朱砂0.9克，雄黄、冰片各1.5克，滑石粉18克。

制法 将上药分别研为极细末，再混合均匀，备用。

用法 刷牙后用牙刷蘸药粉刷患处，并可取药末用蜂蜜调成糊状，涂敷于患处。每日早、晚各1次。

功效 清热解毒，化腐生肌，收敛止血。适用于辅助治疗牙周炎，症见牙龈红肿、溃烂、萎缩、出血，牙根暴露，牙齿浮动而痛。

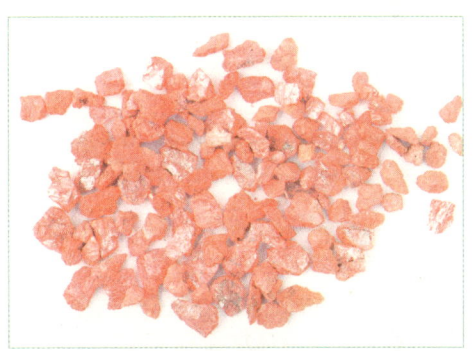

朱砂

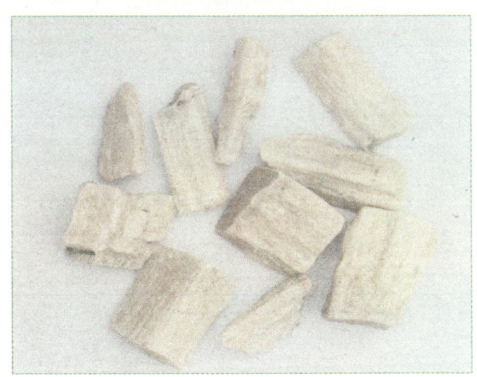

生石膏

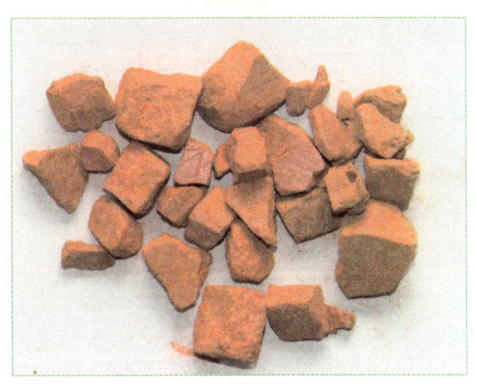

雄黄

第九章
皮肤科病祖传秘方

皮肤是人体最大的器官，它覆盖人的整个体表，具有屏障、吸收、分泌、排泄、调节体温等作用，使体内各种组织和器官免受物理性、机械性、化学性和生物性的侵袭。本章的秘方针对常见的皮肤问题，如湿疹、白癜风、脂溢性皮炎、痤疮、痱子、冻疮、手足皲裂、头皮瘙痒、脱发、鸡眼、腋臭等，提供治疗建议，助患者摆脱病痛困扰。

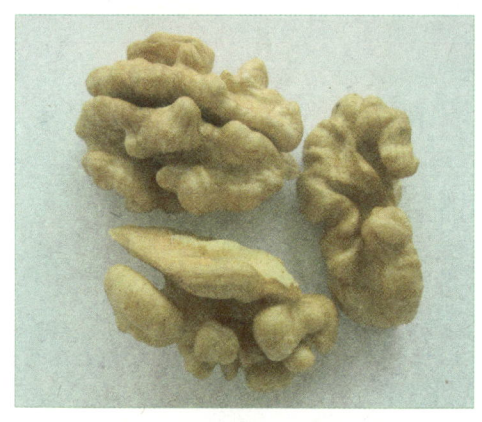

核桃仁

湿疹

症状分析

1. 湿疹是一种慢性、炎症性、瘙痒性皮肤病，皮疹呈多形性，对称分布，明显瘙痒，慢性病程，严重影响患者的生活质量。根据病程可分急性、亚急性、慢性湿疹。

2. 中医认为湿疹是由于机体正气不足、风热内蕴、外感风邪等引起的。

秘方精选

三仁饼

原料 小麦粉200克，核桃仁（研碎）15克，花生仁（去皮、研碎）20克，茯苓粉100克，发酵粉、松子仁各适量。

制法 先将小麦粉、茯苓粉和匀，加水调糊状；再入发酵粉，拌匀后将核桃仁、松子仁、花生仁撒于面团内，制成饼。

用法 当主食或点心食用。

功效 养血润燥，滋阴除湿。适用于辅助治疗血燥型湿疹。

泽泻苦参车前子方

原料 泽泻、苦参、车前子各15克，茯苓、白术、黄柏、枳壳各10克。

制法 将上药放入砂锅中加水浸泡30分钟，然后加热煎煮30分钟，倒出药汁，继续在锅中加水，煎煮20分钟后滤渣取汁，将2次煎得的药汁混合。

用法 每日1剂，早、晚各服1次。7~10日为1个疗程。

功效 清热补虚，祛湿健脾。适用

于辅助治疗脾虚湿盛型湿疹。

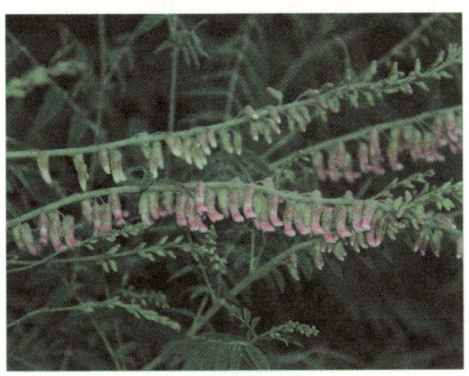

苦参

野菊花洗剂

原料 野菊花（全草）250克，陈石灰粉适量。

制法 野菊花（全草）切碎置铝锅中，加水2000毫升，文火煎至800毫升，过滤渣，取药汁，备用。

用法 趁热熏洗患处15分钟后，立即用洁净的陈石灰粉扑之，每日2次。长期使用会有明显的疗效。

功效 对湿疹有较好的疗效。

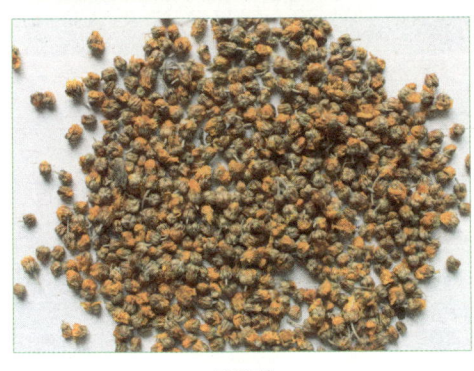

野菊花

白癜风

症状分析

1. 白癜风是一种原发性、局限性或泛发性的皮肤黏膜色素脱失症，常见于指背、腕、前臂、颜面、颈项及生殖器周围等。

2. 白癜风的发病原因尚不明确，目前研究认为，其主要与遗传、自身免疫能力、精神与神经、微量元素缺乏、外伤和日晒等因素有关。

秘方精选

二黄生姜方

原料 雄黄、硫黄、白矾各1克，生姜适量。

制法 将雄黄、硫黄、白矾共研细末，生姜捣汁和细末调匀。

用法 取适量用纱布包起后外擦患处，每日2次。30日为1个疗程。

功效 祛风燥湿。适用于辅助治疗白癜风。

扶正固本汤

原料 炙大黄、制何首乌、熟地黄各30克，补骨脂20克，枸杞子、女贞子各15克，桑椹、生甘草各10克，当归12克。

制法 上药水煎，取汁200克。

用法 每日1剂，分早、晚2次服，儿童用量酌减。1个月为1个疗程。

功效 祛风通络，除湿止痛。适用于辅助治疗白癜风。

蛇床子硫黄方

原料 蛇床子、硫黄、雄黄、枯矾、密陀僧各6克，冰片3克，凡士林适量。

制法 将前六味药研为细末，加入凡士林调成膏状，备用。

用法 涂敷患处，每日1次。连用10日为1个疗程。

功效 适用于辅助治疗白癜风。

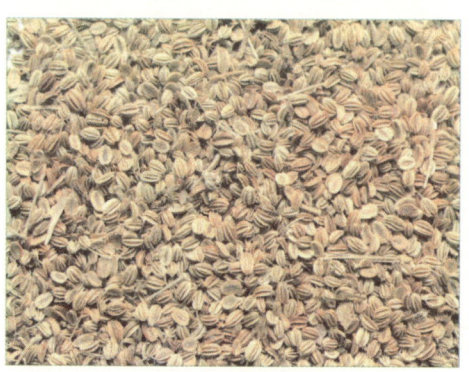

蛇床子

脂溢性皮炎

症状分析

1. 脂溢性皮炎是一种发生在皮脂腺丰富部位的炎症性皮肤病，多见于成人和新生儿。

2. 初期表现为毛囊周围炎症性丘疹，随病情发展可表现为界限比较清楚、略带黄色的暗红色斑片，其上覆盖油腻的鳞屑或痂皮。

秘方精选

透骨草洗方

原料 透骨草、侧柏叶各120克，皂角60克，明矾9克。

制法 将上药加水2000毫升，煮沸10分钟，待温后即成。

用法 温洗头部或全身沐浴，每次洗浴15分钟，每周洗浴2次。

功效 祛燥湿，除脂，止痒。适用于辅助治疗脂溢性脱发和脂溢性皮炎。

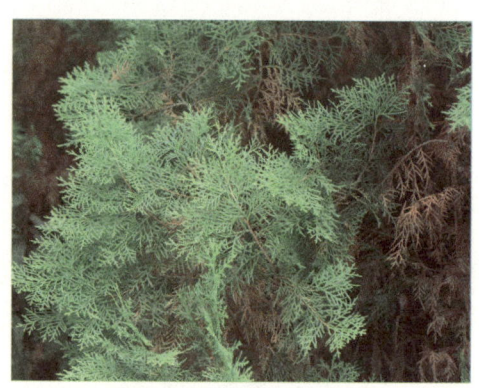

侧柏叶

白鲜皮生地酒

原料 鲜生地黄30克，白鲜皮15克，白酒150毫升。

制法 将上药浸泡酒中5日后，去渣，取汁，备用。

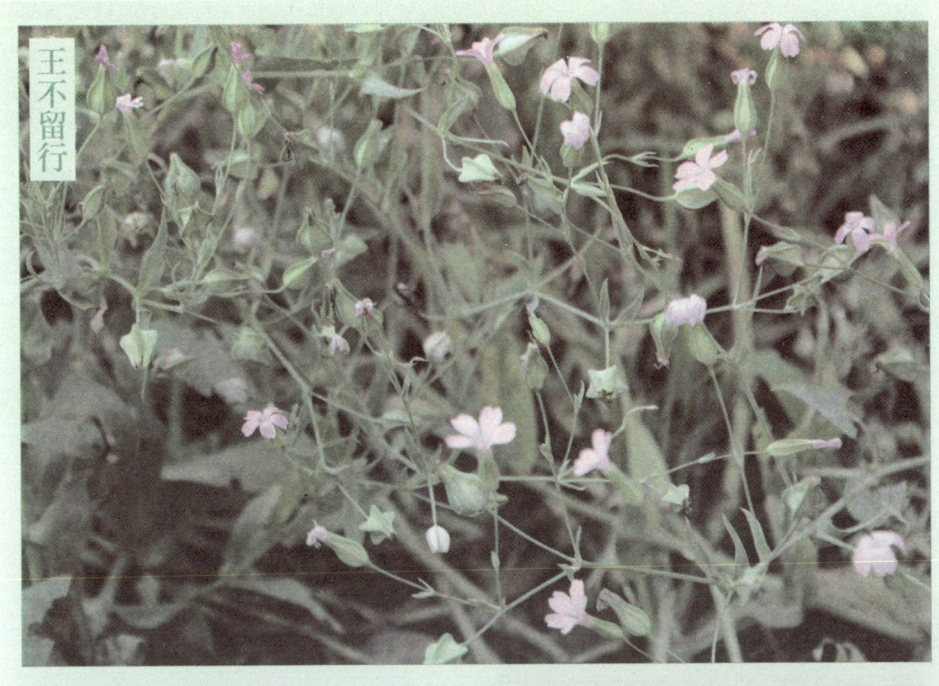

王不留行

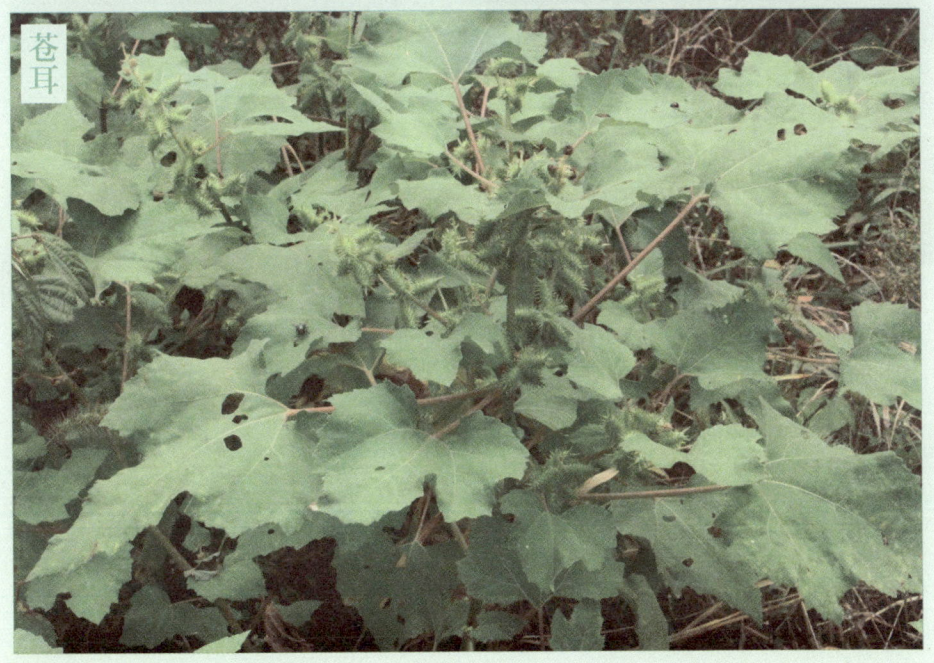

苍耳

第九章 皮肤科病祖传秘方

用法　涂擦头部。

功效　清热解毒，祛风除湿。适用于辅助治疗头部脂溢性皮炎。

王不留行苍耳子方

原料　王不留行、苍耳子各30克，苦参15克，明矾9克。

制法　以上药加水1500毫升，煎沸去渣，倒入盆中备用。

用法　温洗头皮，每次15分钟，隔3日再洗1次，每剂可洗2次。

功效　祛风止痒，除湿。适用于辅助治疗头部脂溢性皮炎。

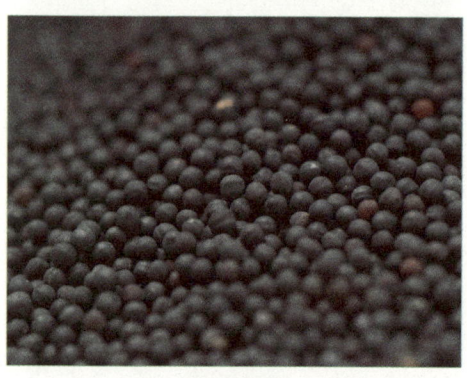

王不留行

痤疮

症状分析

1. 痤疮是一种与性腺分泌的功能失调有关的毛囊、皮脂腺的慢性炎症性皮肤病，好发于青少年，青春期后往往能自然减轻或痊愈。

2. 临床表现为基本皮损呈毛囊一致的细小皮色丘疹、白头或黑头粉刺、结节等多形性皮损。

3. 中医认为该病多为外感风热、肺热、胃热等所致。

秘方精选

白果方

原料　白果适量。

制法　白果去掉外壳，将果仁用刀切成平面。

用法　每晚睡觉前，用温水洗净患处（不要用肥皂），用白果频搽患处。一般7~14日为1个疗程。

功效　适用于辅助治疗痤疮。

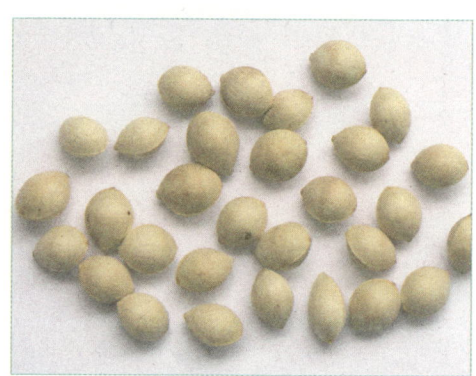

白果

丹参方

原料　丹参100克。

制法　将丹参研为细粉。

用法　内服，每次3克，每日3次。

功效 对痤疮有较好疗效。
备注 一般2周后即可好转，6~8周痤疮减少。用法可逐渐减为每日1次。

芦荟叶方

原料 鲜芦荟叶3~5片，凡士林适量。
制法 芦荟叶洗净，捣烂，绞汁，加凡士林配成7%软膏。
用法 每日早、晚各揉擦患部1次。
功效 适用于辅助治疗痤疮。

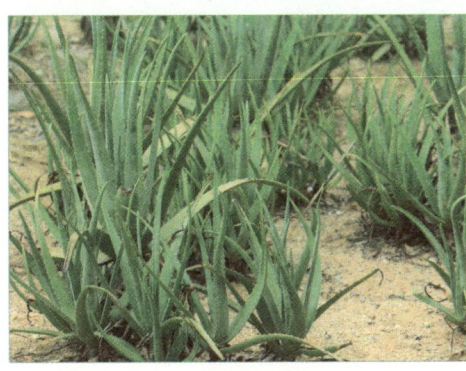

芦荟

痱子

症状分析

1. 痱子是一种在夏季或炎热环境下常见的皮肤病，儿童发病率最高，多发于面部、颊部、躯干、大腿内侧等，轻重不一，处理不当可继发感染为疮疖。

2. 在高温闷热环境下，汗液不易蒸发，使角质层浸渍肿胀，汗腺导管变窄或阻塞，导致汗液潴留、汗液外渗周围组织，形成丘疹、水疱或脓疱。

秘方精选

绿豆桑叶方

原料 绿豆粉、飞滑石各40克，制炉甘石10克，薄荷脑、枯矾各4克，霜桑叶200克。
制法 用前五味药共研细末，备用；霜桑叶装入布袋，加水1000毫升煎汤，取药汁，备用。
用法 用霜桑叶水洗澡，用药末擦患处。
功效 清凉消暑。适用于缓解痱子。

消痱汤

原料 芦根30克，金银花、大青叶各20克，蝉蜕、薄荷（后下）、甘草各6克，荆芥、桔梗、藿香、神曲各12克。
制法 上药加水，煎煮2次，将药液搅拌，兑匀。
用法 每日1剂，分2次服。
功效 清热解毒。适用于缓解暑痱。

三黄白芷冰片方

原料 生大黄30克，黄连15克，白芷、冰片各9克，黄芩10克，医用酒精

500毫升。

制法 将生大黄、黄连、白芷、黄芩共研细末,加入冰片研匀,浸入医用酒精中7日以上,备用。

用法 用棉签蘸药酒涂患处,每日3次。

功效 清热解毒。适用于缓解痱子、热疗等。

功效 温肌肉,通血脉。常用于预防耳部冻疮。

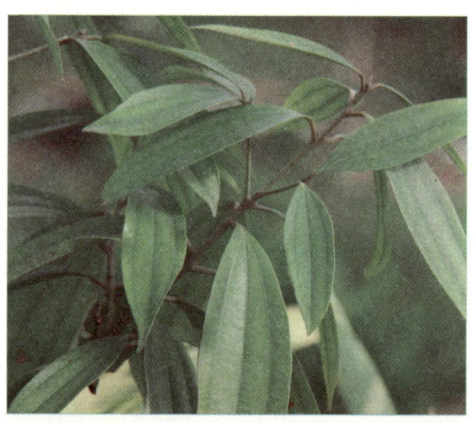

肉桂

冻疮

症状分析

1. 冻疮是冬天常见的皮肤病,是由于气候寒冷、外露皮肤受到冷冻刺激引起的局部组织细胞受损。病程缓慢,气候转暖后可自愈,易复发。患者主要为儿童、女性及老年人。

2. 症状主要有患处皮肤苍白、发红、水肿、发痒、热痛、肿胀感。症状严重的可出现紫血疱,甚至会引起患处皮肤坏死、溃烂、流脓等。

秘方精选

肉桂生姜椒方

原料 肉桂、干姜、辣椒各15克,植物油250克,黄蜡60克。

制法 将前三味药用植物油浸泡,油炸去渣,入黄蜡熔化。

用法 将药汁涂抹于患处,每日

白及凡士林膏

原料 白及10克,凡士林100克。

制法 先将白及研成细末,再将凡士林加入白及粉中调成软膏。

用法 外涂患处,每日3次,连用10日。

功效 对冻疮有一定的疗效。

当归桂枝方

原料 当归30克,桂枝、通草各15克,赤芍12克,细辛3克,大枣、甘草各10克。

制法 桂枝去皮,通草炙,大枣去核,然后将所有药材一起加水煎煮,取药汁。

用法 每周2剂,连续服用1个月。

功效 温经散寒,养血通脉。适用于预防耳部冻疮。

手足皲裂

症状分析

1. 手足皲裂是常见皮肤病,多因寒冷、机械接触、化学物刺激等引起,使皮肤弹性减弱而发生开裂。

2. 皮损好发于手指、手掌、足跟、足底外缘等皮肤角质层厚或经常摩擦的部位。

3. 症状表现为皮肤干燥、浅表细小裂纹、龟裂,严重者伴出血、疼痛等。

秘方精选

当归紫草膏

原料 当归、紫草各60克,忍冬藤10克,芝麻油500毫升。

制法 将前三味药共研粗末,放入芝麻油中浸泡24小时,然后用文火煎熬至药枯焦,去渣备用。

用法 将药汁涂敷于患处,每日数次,至痊愈为度。

功效 活血通络,消炎润肤。适用于缓解手足皲裂。

三白当归生地膏

原料 白芷12克,白及、全当归、生地黄各15克,紫草9克,白蜡250克,芝麻油120毫升。

制法 将前五味药放入锅内,用芝麻油浸泡半天,然后熬枯去渣,离火后加入白蜡熔化,拌匀,备用。

用法 先洗净患处,再将药膏用文火熔化,涂敷于患处,每晚1次。

功效 活血润肤。适用于缓解手足皲裂。

生肌散

原料 黄柏、甘草各50克,五倍子、白及、白蔹、儿茶、乳香、没药各30克,冰片3克,蜂蜜适量。

制法 将上药研成细末,混匀,过筛,密封,备用。

用法 用时取药粉适量与蜂蜜调成糊状后外涂患处。每日3~5次,3日为1个疗程。

功效 祛瘀,止痛,生肌。适用于

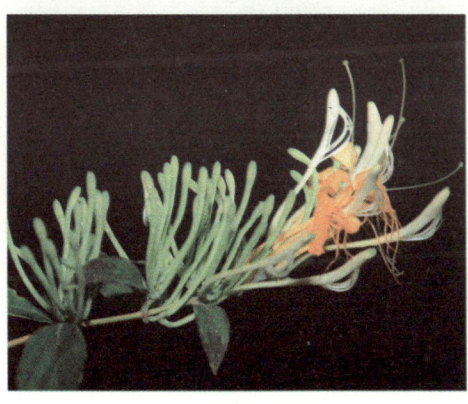

忍冬

缓解手足皲裂。

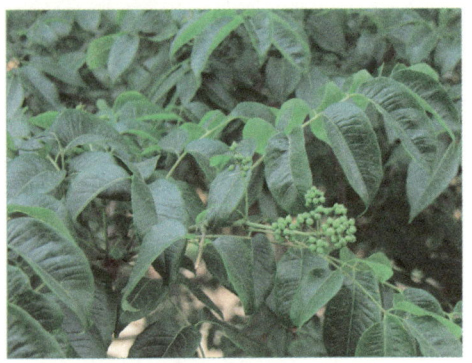

黄柏

头皮痒、头皮屑多

症状分析

1. 头皮痒、头皮屑多是皮肤炎症的一种皮肤损害，为一些皮肤病的症状。

2. 头皮屑在医学上称为"头皮糠疹"，主要由油脂分泌过盛或角质细胞异常增生引起。

秘方精选

苦茶油渣洗头方

原料　苦茶油渣（即苦茶榨油之后剩下的茶渣）适量。

制法　将苦茶油渣用纱布包起来直接当成肥皂，搓洗头发；也可以先将苦茶油渣加水煮沸，再将渣过滤掉，留油渣汁液待用。

用法　直接搓洗头发，或用汁液洗头，然后用水冲洗擦干。每日1次，晚上使用。

功效　坚持洗1个星期即可使头皮屑明显减少。

桑树枝灰洗头方

原料　桑树枝（晒干）适量。

制法　将桑树枝用火烧成灰，灰烬包好。

用法　先将约半碗桑树枝灰用纱布包起来，放在脸盆内，冲入热水，并将纱布搓一搓；让灰烬充分溶解在水中，再用这些溶液洗头；洗的时候先让汁液沾满头发头皮，十几分钟后用水冲洗干净即可。每2日1次。

功效　使头皮屑明显减少。

豆浆止头痒

原料　黄豆适量。

制法　将黄豆洗净，泡一晚；次日早晨，将泡好的黄豆放入砸蒜罐，将黄豆捣成泥状，然后将其放入一个铝

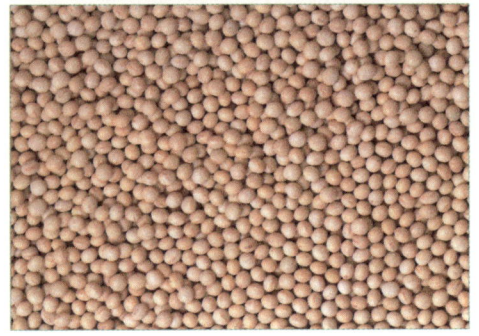

大豆

盆内，加水熬煮，半小时后，洗头用的豆浆制成。

用法 用豆浆代水洗头。每日1次，晚上使用。

功效 坚持1个月可缓解头皮痒症状。

脱发

症状分析

1. 脱发分生理性脱发和病理性脱发。病理性脱发的症状为头发油腻，也有焦枯发蓬、淡黄色鳞屑固着难脱，或有灰白色鳞屑飞扬，自觉瘙痒。

2. 导致脱发的因素很多，中医认为是血热风燥、血热偏胜、耗伤阴血、血虚生风、阴血不能上至颠顶濡养毛根所致。

秘方精选

柏枝椒仁半夏方

原料 柏枝（干药）、椒仁、半夏各90克，蜂蜜、生姜汁各少许。

制法 将前三味药加水500毫升，煎至250毫升，入蜂蜜少许，再煎1~2沸。

用法 用时入生姜汁少许，调匀，涂擦脱发处，每日2次。

功效 止脱生发。对脱发有一定的疗效。

透骨草方

原料 透骨草45克。

制法 透骨草煎汤。

用法 以汤熏洗头部，每次20分钟，每日洗1次，洗完后不要再用水冲洗头发，用药时间为4~12日。

功效 适用于缓解脂溢性脱发。

当归生熟地黄川芎汤

原料 当归20克，生地黄、熟地黄、白芍、制首乌、侧柏叶、白鲜皮各15克，川芎、红花、桃仁、泽泻各10克，蝉蜕6克，黑芝麻一小撮。

制法 将上药以水煎煮，煎药时，放上黑芝麻做药引。

用法 每日1剂，分2次服。

功效 乌发美发，生发。适用于缓解脱发。

鸡眼

症状分析

1. 鸡眼是一种多见于足底及足趾的角质增生物，因足部皮肤局部长期受压和摩擦引起，俗称"肉刺"。

2. 皮损为圆形或椭圆形的局限性角质增生，针头至蚕豆大小，呈淡黄色或深黄色，表面光滑与皮面平或稍隆起，界限清楚，中心有倒圆锥状角质栓嵌入真皮，行走时有疼痛感。

秘方精选

芋头方

原料　生芋头1个。

制法　芋头连皮切片。

用法　擦患处，每次10分钟，每日3次。

功效　软坚散结。适用于治疗鸡眼、寻常疣等。

备注　不要涂于健康皮肤。

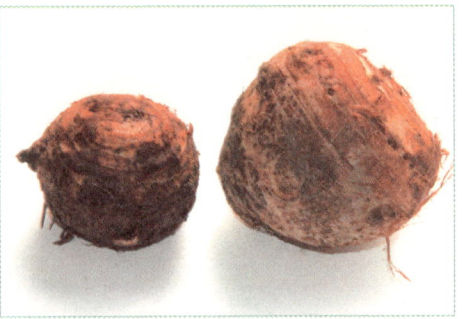

生芋头

鸦胆子泥方

原料　鸦胆子适量。

制法　将鸦胆子去壳，取肉，捣烂如泥，备用。

用法　用药前先将患部用热水浸软，削去鸡眼软化组织，使其呈凹陷状，填入鸦胆子泥，外用胶布固定。连用1~2次即可痊愈。

功效　清热燥湿，解毒杀虫。适用于辅助治疗鸡眼。

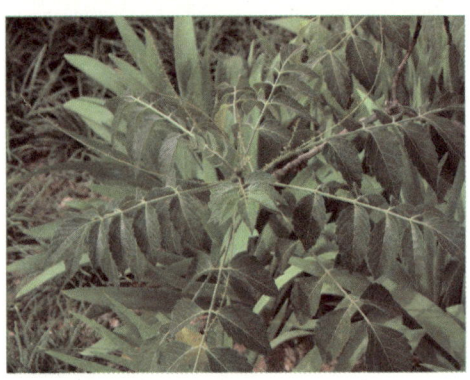

鸦胆子

蜂胶方

原料　蜂胶适量。

制法　将患部用热水泡软，用刀片削去表层病变组织，然后将蜂胶捏成饼状。

用法　敷患处，用胶布固定6~7日后鸡眼自然脱落，还须再贴蜂胶6~7日，至患处皮肤见好为止。

功效　消炎，润燥。适用于辅助治疗鸡眼。

腋臭

症状分析

1. 腋臭是由腋窝顶泌汗腺产生的分泌物，经细菌分解产生的臭味。

2. 与遗传因素有关，患者大多有

家族史。

3. 症状为腋下汗味刺鼻，臭味特殊，夏季更明显。患者往往伴有色汗，以黄色居多。

秘方精选

田螺麝香方

原料 大田螺1个，麝香1.5克。

制法 待田螺张口，放入麝香，埋地中49日，取出。

用法 用前以墨涂擦患处，待干后清水冲洗，留有墨处即是患窍，以螺汁点患处即可。

功效 清热，辟秽，活血，散结，利水。适用于缓解腋臭难闻。

生地麦冬饮

原料 乌梅、浮小麦、生地黄、麦冬各20克，五味子、石斛各12克，煅牡蛎20克（先煎），牡丹皮10克，茯苓15克，竹叶10克，甘草5克。

制法 将上药以水煎煮，取药汁。

用法 每日1剂，分2次服。

功效 可有效缓解腋臭。

香体散

原料 陈皮、川椒、枯矾、白芷各6克，冰片0.5克。

制法 将前四味中药共研细末，再加入冰片研成极细末，装入小瓶中备用。

用法 将腋臭部位用温水洗净，擦干，用细纱布撒上药末，在腋窝处揉擦按摩。每日2~3次，10日为1个疗程。

功效 可有效缓解腋臭。

田螺巴豆方

原料 大田螺、巴豆各1个。

制法 待田螺张开，将巴豆纳入，放于杯中。夏1夜，冬则7夜，自然成水。

用法 取此水擦之，日久见效。

功效 清热，利水，杀虫。用于治腋臭难闻。

备注 巴豆有大毒，切忌入口。

第十章
妇产科病祖传秘方

妇产科病是指在妇女中常见的、多发的病症，给女性的生活、工作带来很多不便。本章秘方能帮助女性学会调养身体，有效解除疾病带来的困扰，增强自信心。

闭经

症状分析

1. 闭经是妇科疾病中常见的症状，是指女子年满18岁、月经尚未来潮或月经周期已建立后又中断超过6个月以上的现象。闭经分为原发性闭经和继发性闭经两种。

2. 中医认为闭经的原因有先天不足、体弱多病，或多产过劳、肾气不足、精亏血少、大病、久病、产后失血，或脾虚生化不足、冲任血少，或情志失调、精神过度紧张，或受刺激、气血郁滞不行，或肥胖之人多痰多湿、痰湿阻滞、冲任失调等。

秘方精选

尖花汤

原料 酒川芎、酒丹参各15克，两头尖10克，凌霄花、茜草根、茺蔚子、延胡索、酒当归各6克，艾叶5克，炙甘草3克。
制法 将上药以水煎煮，取药汁。
用法 每日1剂，分2次服。
功效 活血通络。用于辅助治疗瘀血阻滞型闭经。

薏苡仁根方

原料 薏苡仁根30克。
制法 薏苡仁根用水煎煮，滤渣，取汁。
用法 每日1剂，分2次服，连服3日。
功效 适用于辅助治疗闭经。

丹参琥珀方

原料 丹参20~30克，琥珀3克。
制法 将琥珀研成粉末，丹参水煎取汁。
用法 丹参汤送服药粉。每日1剂，连服3~5日。
功效 适用于辅助治疗闭经。

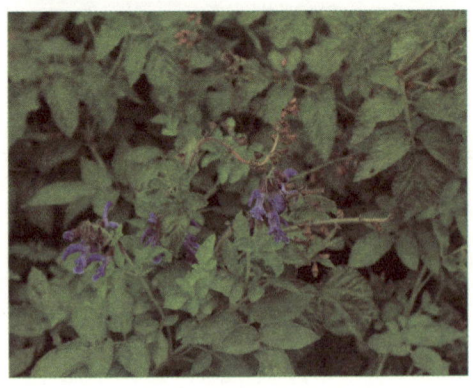

丹参

月经不调

症状分析

1. 月经不调是妇科常见疾病，表现为经期、经色、经量发生变化或者闭经、痛经、崩漏等。
2. 中医认为月经周期的异常多与脏腑功能紊乱有关，经量的多少与气血的虚实有关。月经不调是难以受孕的信号。

秘方精选

荠菜汤

原料 新鲜带根荠菜500克。
制法 新鲜带根荠菜洗净，切碎，放入砂锅中加适量水，用中火煮沸即可。
用法 饮服，每日1次，约500毫升。
功效 适用于缓解月经过多、产后流血、流产出血等症。

当归益母茶

原料 当归15克，益母草30克。
制法 将上药共制粗末，放入杯中，用沸水冲泡，加盖闷泡30分钟左右。
用法 代茶饮用，每日1剂。
功效 补血活血，调经止痛。适用于缓解气滞血瘀、偏于血瘀型的闭经、痛经等症。

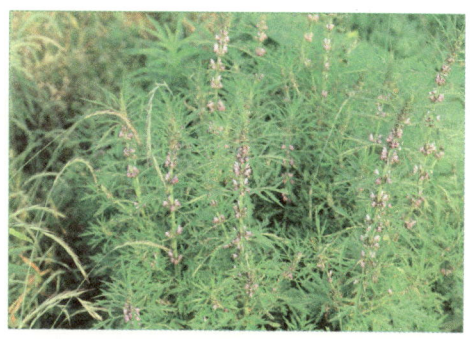

益母草

安经汤

原料 当归身4.5克，生地黄、黄芩、香附各3克，白芍、生姜汁、炒黄连各2.4克，川芎、艾叶、阿胶珠、甘草、黄柏、知母各1.5克。
制法 将上药以水煎煮，取药汁。
用法 每日1剂，分2次服，每次100毫升。空腹时服用。
功效 养阴清热，活血调经。适用于调理阴虚血热型月经先期。

外阴瘙痒

症状分析

1. 外阴瘙痒不是病症，而是妇科疾病中很常见的一种症状，原因多样。
2. 外阴瘙痒多发生于阴蒂、小阴唇，也可波及大阴唇、会阴和肛周。多为阵发性发作，一般夜间重。

3. 中医认为这种症状的产生多为脾虚生湿、湿盛下注，或肝经湿热下注，或肝肾不足、精亏血虚、生风化燥。

秘方精选

蛇白汤

原料 蛇床子、白鲜皮、黄柏各50克，荆芥、防风、苦参、龙胆草各15克，薄荷1克（后下）。

制法 将上药以水煎煮。

用法 外用熏洗，每日2次。10~15日为1个疗程。

功效 适用于缓解外阴瘙痒，如阴道内瘙痒可熏洗阴道；带下多而黄者，黄柏用量加倍；有滴虫或真菌感染者，苦参用量加倍。

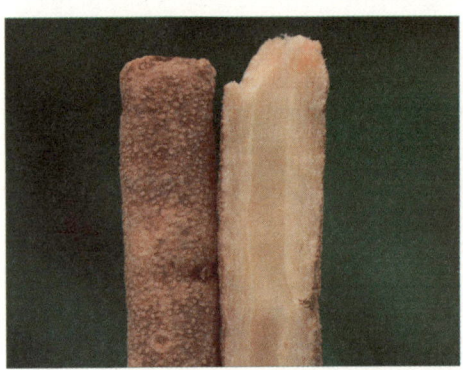

白鲜皮

知柏地黄汤

原料 山药、山茱萸各12克，黄柏、知母各60克，茯苓、牡丹皮、泽泻各9克，熟地黄24克。

制法 水煎2次，取汁200毫升。

用法 每日1剂，分2次服，每次服100毫升。

功效 适用于由肝肾阴虚引起的外阴瘙痒症。

当归饮

原料 白芍25克，当归、生地黄、白蒺藜各20克，川芎、防风、制首乌、荆芥各15克，黄芪30克，甘草10克。

制法 水煎2次，取汁200毫升。

用法 每日1剂，分2次服，每次服100毫升。

功效 适用于缓解血虚生风型外阴瘙痒。

盆腔炎

症状分析

1. 盆腔炎是女性内生殖系统的常见病、多发病，指发生在女性生殖器及周围结缔组织、盆腔腹膜的炎症。

2. 盆腔炎分急性和慢性。急性盆腔炎发作迅速，常表现为高热、寒战、头痛、食欲不振和下腹疼痛明显。慢性盆腔炎大多时候症状不典型，主要临床表现为月经紊乱、白带增多、腰腹疼痛及不孕等，如已形成慢性附件炎，则可触及肿块。

秘方精选

皂角刺粥

原料 皂角刺30克，大枣10克，粳米1小碗。

制法 将皂角刺、大枣加水煎半个小时以上，去渣取药液300毫升，加入粳米，用文火煎熬成粥即可。

用法 每日1剂，早、晚各服用1次。

功效 适用于辅助治疗盆腔炎。

用法 用温黄酒送服。每次1~2丸，每日1~2次。

功效 适用于盆腔炎气滞血瘀者。

山楂佛手方

原料 山楂30克，佛手15克。

制法 将上药加水煎煮，滤渣取汁。

用法 每次7毫升，每日2次，连用1周。

功效 化瘀解毒，清热。适用于辅助治疗湿热所致的盆腔炎。

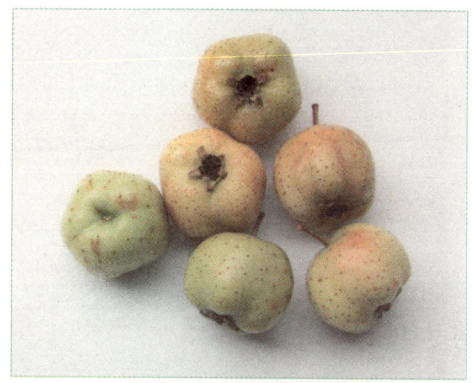

山楂

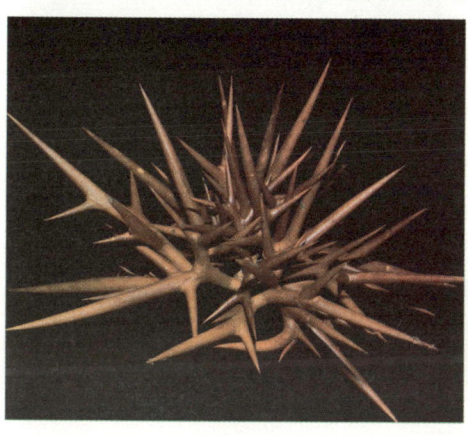

皂角刺

油菜籽方

原料 油菜籽60克，肉桂、醋、黄酒各适量。

制法 将油菜籽炒香，与肉桂一起研为细末，醋糊为丸，如龙眼核大。

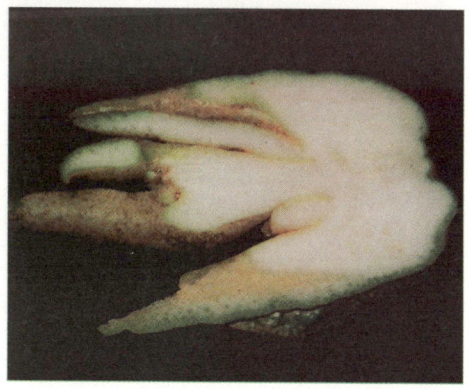

佛手

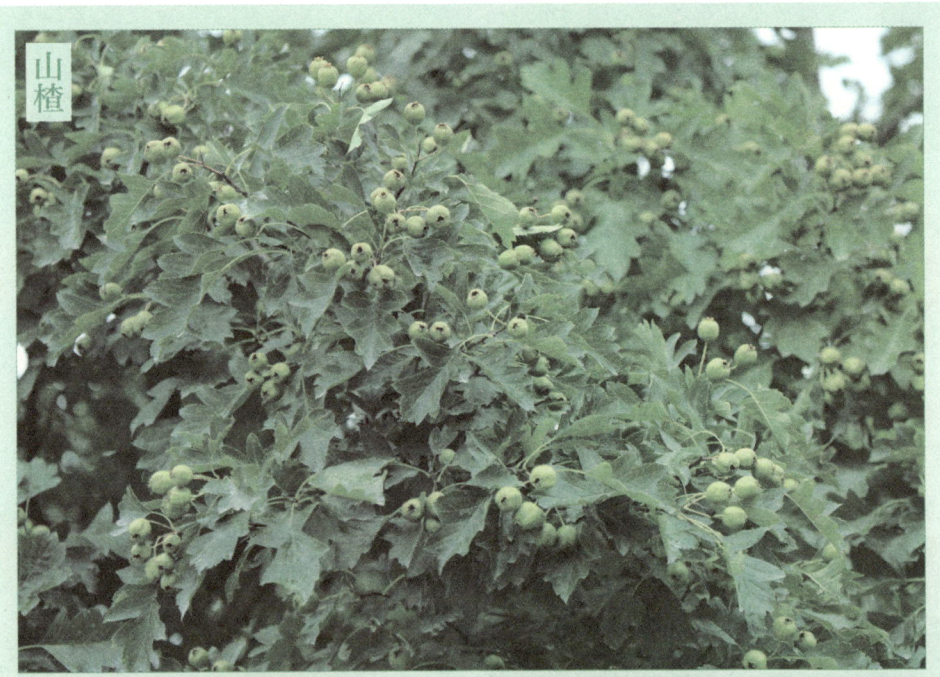

山楂

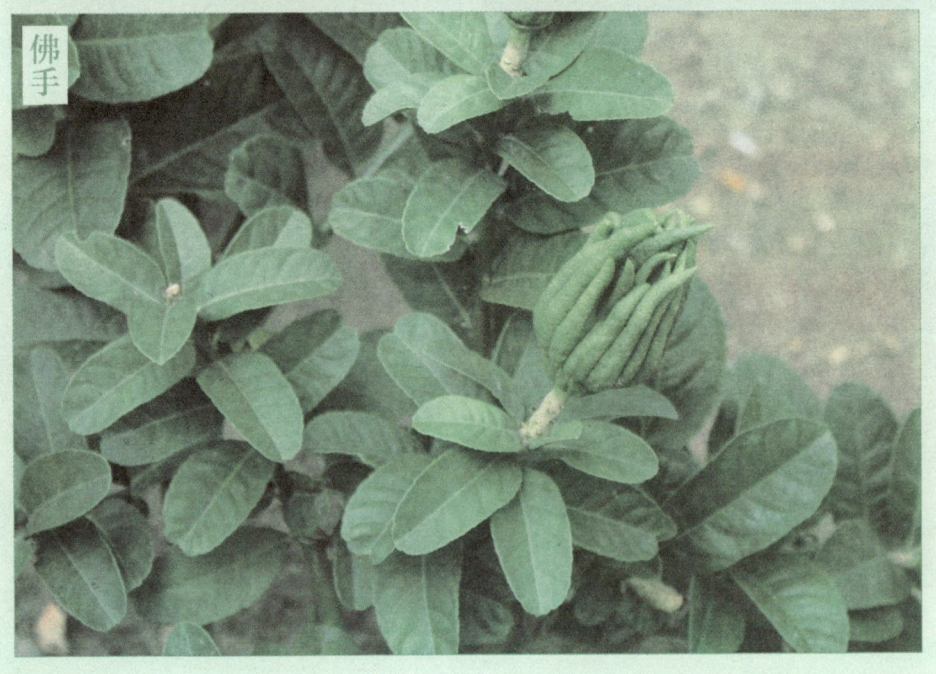

佛手

乳腺炎

症状分析

1. 乳腺炎一般为化脓性细菌入侵乳腺引起的乳腺炎性病变，是引起产后发热的原因之一，最常见于哺乳期妇女，尤其是初产妇。

2. 症状主要表现为乳房结节硬块、红肿疼痛、排乳不畅，腋下淋巴结肿大，伴发热，日久局部化脓跳痛。

秘方精选

豆腐大飞扬草汤

原料 豆腐200克，大飞扬草15克（鲜品30克），盐适量。

制法 将豆腐切块，加大飞扬草及水适量，煮汤，加盐调味即可。

用法 喝汤吃豆腐，每日1剂，分2~3次服食。

功效 清热解毒，通乳止痛。适用于产妇排乳不畅、乳房胀痛、急性化脓性乳腺炎早期等。

备注 化脓者应到医院就医。

消化汤

原料 金银花60克，当归30克，紫背天葵15克，天花粉、生甘草各9克，通草3克。

制法 将上药以水煎煮，取药汁。

用法 每日1剂，分2次服。

功效 清热解毒，活血消痈。适用于辅助治疗热毒内盛（化脓期）乳腺炎。

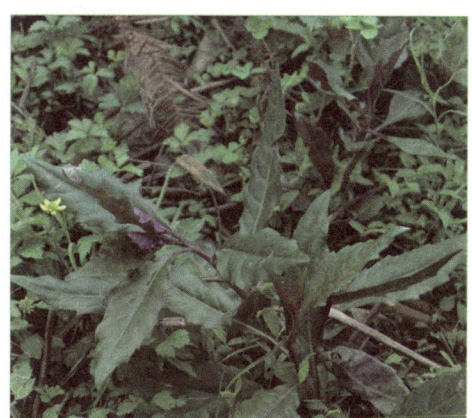

紫背天葵

牛膝归尾粥

原料 牛膝、归尾各10克，粳米100克，白砂糖20克。

制法 将牛膝切3厘米长的段，归尾洗净，粳米淘净。将粳米、牛膝、归尾同放锅内，加水适量，置武火上烧沸，改用文火煮35分钟，放入白砂糖即可。

用法 佐餐食用。

功效 消炎，止痛。适用于辅助治疗乳腺炎。

马兰根方

原料 马兰根90克，马兰鲜叶、米酒各适量。

制法 马兰根水煎，马兰鲜叶加米

酒捣烂。

用法 饮服马兰根药汤，捣烂的马兰叶敷于患处（不可敷乳头）。

功效 适用于辅助治疗急性乳腺炎。

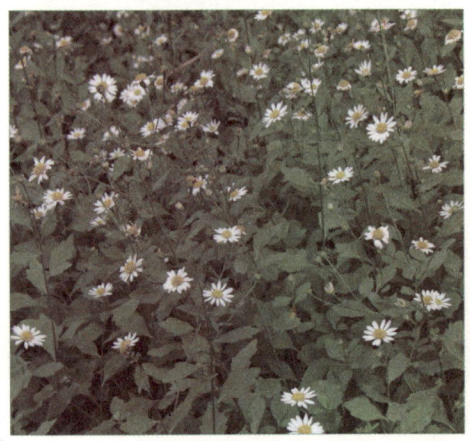

马兰

乳腺增生

症状分析

1. 乳腺增生是乳腺正常发育和退化过程失常导致的一种良性乳腺疾病，是女性常见的乳房疾病之一。

2. 乳腺增生的症状主要表现为乳房胀痛，大多数患者具有周期性疼痛的特点，起初为游走性胀痛，触痛以乳房外上侧及中上部最为明显，每月月经前疼痛加剧，行经后疼痛减退或消失。严重者经前经后均呈持续性疼痛，有时疼痛向腋部、肩背部、上肢等处放射。

秘方精选

木香当归敷方

原料 蒲公英、木香、当归、白芷、薄荷各30克，紫花地丁、瓜蒌、黄芪、郁金各18克，麝香0.4克。

制法 将上药研细末。

用法 用医用酒精清洗肚脐后擦干，填塞药粉0.5克，用棉花轻柔按压，胶布固定。3日换药1次，8次为1个疗程。

功效 适用于辅助治疗乳腺增生。

备注 月经过多及功能性出血者忌用。

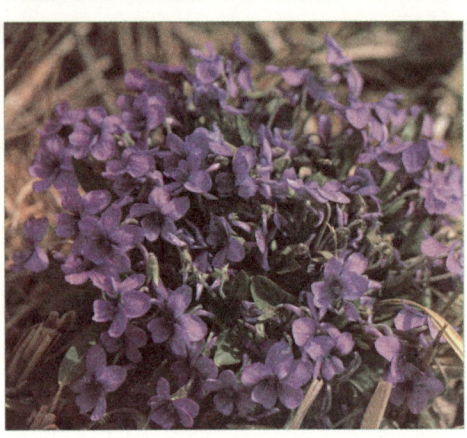

紫花地丁

蜂房汤

原料 露蜂房、山慈姑、郁金、青皮、柴胡、橘叶各10克，贝母、香附各12克，夏枯草25克。

制法 将上药以水煎煮，取药汁。

用法　每日1剂，分2次服。
功效　疏肝化痰，软坚散结。适用于辅助治疗乳腺增生。

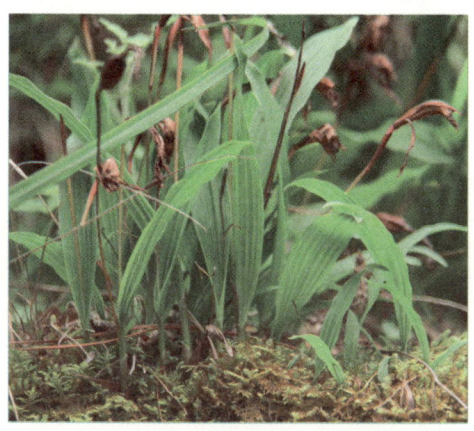

山慈姑

乳核饮

原料　柴胡、白芍、香附、郁金各12克，青皮、丹参、三棱各9克，夏枯草、生牡蛎各30克（先煎），白花蛇舌草、黄芪各15克。
制法　将上药以水煎煮，取药汁。
用法　每日1剂，分2次服。
功效　疏肝理气，活血化瘀，消痰散结。适用于辅助治疗气滞血瘀、气阻痰凝型乳腺增生。

不孕症

症状分析

1. 不孕症是指女性一年以上未采取任何避孕措施，性生活正常而没有成功妊娠。

2. 不孕症可分为原发性不孕和继发性不孕。原发性不孕为从未受孕，继发性不孕为曾经怀孕过以后又不孕。不同病因导致的不孕症，可能伴有相应病因的临床症状。

3. 中医认为，气血不足、肾阳不足、肝郁气滞等是造成不孕的原因。

秘方精选

并提汤

原料　熟地黄、巴戟天（盐水浸）、土炒白术各30克，人参、黄芪各15克，山茱萸9克，枸杞子6克，柴胡1.5克。
制法　将上药以水煎煮，取药汁。
用法　每日1剂，分2次服。
功效　补肾气，兼补脾胃。适用于辅助治疗因肾气（阳）不足所致不孕症。

苍附导痰汤加减方

原料　苍术、制南星、石楠叶各9克，香附、杜仲、淫羊藿各10克，陈皮6克，茯苓15克，制半夏12克。
制法　将上药以水煎煮，取药汁。
用法　每日1剂，分2次服。
功效　燥湿化痰，理气调冲。适用于辅助治疗痰湿内阻型不孕症。

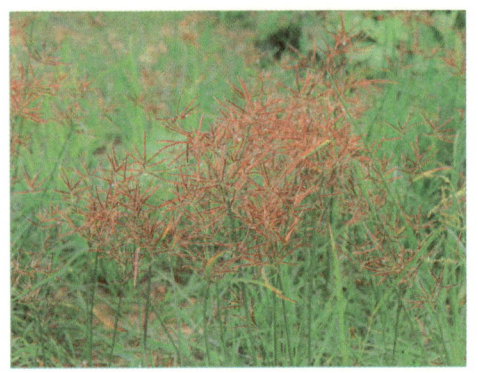

香附

症、子宫发育不全或肾虚者等。

开郁种玉汤

原料 酒洗当归、土炒白术各150克，酒炒白芍30克，酒炒香附、酒洗牡丹皮、茯苓（去皮）各9克，花粉6克。

制法 将上药以水煎煮，取药汁。

用法 每日1剂，分2次服。

功效 解肝脾心肾四经之郁，开胞胎之门。对不孕症有一定的疗效。

灵脂白芷方

原料 五灵脂、白芷各6克，麝香0.3克，盐适量。

制法 将上药共研细末。

用法 将药末填敷脐孔，再用大豆大小的艾炷21壮连续灸至腹部温暖为度，5天后再灸1次。

功效 活血化瘀，散寒调经。适用于辅助治疗瘀阻胞络、虚寒凝滞之不孕症，症见月经后期量少色黑多块、小腹刺痛等。

紫河车丸

原料 紫河车2具，白酒、米酒各适量。

制法 将紫河车洗净至清汁流出为止，以白酒煮烂，捣烂成泥，炼蜜成丸，梧桐子大小。

用法 用米酒送服，每日10克，每日2次。

功效 适用于辅助治疗女性不孕

更年期综合征

症状分析

1. 更年期综合征，是由卵巢功能减退、身体功能亢进、自主神经功能紊乱导致的临床综合征。

2. 临床症状表现为心悸胸闷、出汗潮热、情绪不稳、忧郁失眠、四肢乏力、性交不适、月经紊乱、面现皱纹、肌肉疼痛、体重增加、血压升高等。

秘方精选

健脾温肾丸

原料 党参、炒白术、山药各12克，菟丝子、熟地黄、枸杞子各10克，巴戟天9克，吴茱萸、陈皮各6

克，砂仁（后下）3克。

制法 将上药以水煎煮，取药汁。

用法 每日1剂，分2次服。

功效 健脾温肾。适用于辅助治疗脾肾阳虚型更年期综合征。

菟丝子

六味地黄汤

原料 生地黄15克，生白芍、茯苓、沙苑子各12克，女贞子、泽泻、杜仲各10克，山茱萸、牡丹皮、当归、麦冬各9克。

制法 将上药以水煎煮，取药汁。

用法 每日1剂，分2次服。

功效 补肾养阴。适用于肾阴不足型更年期综合征。

益肾平肝方

原料 生地黄、麦冬、龙齿（先煎）各12克，山药、菟丝子、枸杞子、蒺藜、钩藤、生栀子各10克，山

茱萸、牡丹皮、当归、龟甲胶（烊冲）各9克。

制法 将上药以水煎煮，取药汁。

用法 每日1剂，分2次服。

功效 益肾平肝。适用于肾虚肝旺型更年期综合征。

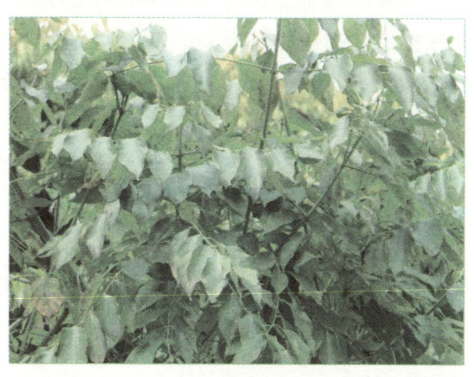

钩藤

女性性冷淡

症状分析

1. 女性性冷淡指的是女性对性生活缺乏兴趣或是性欲减退。

2. 女性性冷淡的原因可分为功能性和器质性两大类。功能性的原因大多数和雌性激素分泌受到抑制、脊髓功能紊乱有密切关系。女性性冷淡临床表现在心理和生理两方面。

秘方精选

左归丸

原料 菟丝子、龟板胶（烊化）、

怀牛膝、麦冬、女贞子、墨旱莲各30克，熟地黄、山药各20克，山茱萸、枸杞子各10克。

制法 水煎2次，取汁200毫升。
用法 每日1剂，每次服100毫升，分2次服。
功效 滋补肾阴，提高性欲。适用于缓解肾阴亏虚型性冷淡。

红参蛤蚧苁蓉酒

原料 红参20克，蛤蚧1对，肉苁蓉50克，米酒1000毫升。
制法 将上药浸入1000毫升米酒内，密封1周。
用法 取酒，适量饮用。
功效 滋阴补肾，可有效提高性欲。适用于女子性冷淡。
备注 暑热天不宜饮用。

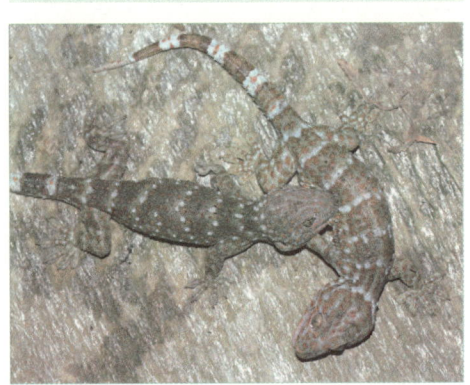

蛤蚧

复方苁蓉螵蛸汤

原料 菟丝子、肉苁蓉、女贞子各20克，枸杞子、覆盆子、山茱萸、金樱子、鹿角霜各15克，车前子、韭菜籽、桑螵蛸、蛇床子各10克，五味子6克。

制法 将上药以水煎煮，取药汁。
用法 每日1剂，分2次服。
功效 提高性功能。适用于缓解女性性冷淡。

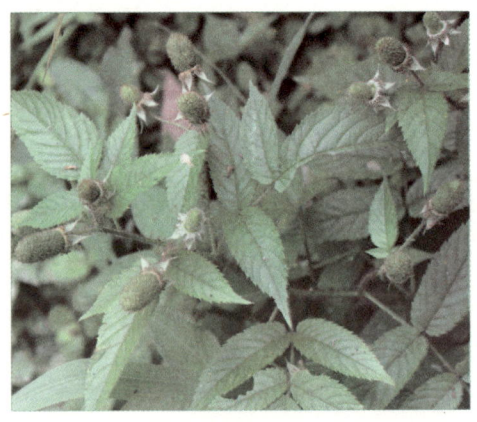

覆盆子

产后缺乳

症状分析

1. 产后缺乳指的是产妇在哺乳时乳汁甚少或全无，不足够甚至不能喂养婴儿的病症。

2. 临床表现因缺乳程度和情况各不相同：有的开始哺乳时乳汁缺乏，以后稍多但仍不充足；有的全无乳汁；有的正常哺乳，突然高热或七情过极后乳汁骤少，不足够喂养婴儿。

秘方精选

赤包根方

原料 赤包根60克。
制法 将赤包根碾成细末。
用法 每次取2~3克,每日2次,用开水调服。
功效 适用于辅助治疗产后乳汁不下。

涌泉酒

原料 王不留行、甘草各10克,天花粉9克,当归7克,穿山甲(炙黄)5克,料酒适量。
制法 将上药共研细末,入料酒煎煮。
用法 每日取适量佐餐饮用。
功效 活血通经。适用于辅助治疗产后乳汁不通。

桔梗茯苓方

原料 桔梗45克,茯苓10克,芍药、当归、枳壳各6克,人参(单瓶)、川芎、甘草各3克。
制法 将上药以水煎煮,取汁。
用法 每日1剂,分2次服。
功效 补气活血,通络下乳。适用于辅助治疗产后缺乳。

天花粉方

原料 天花粉20~30克,赤小豆适量。
制法 天花粉炒黄,研末;赤小豆煎汤。
用法 每次取药粉5~6克,与赤小豆汤调匀服下,每日2次。
功效 适用于缓解产后乳汁不足。

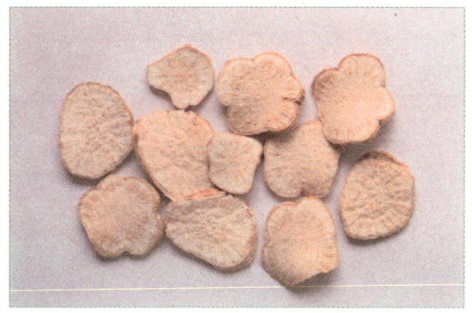

天花粉

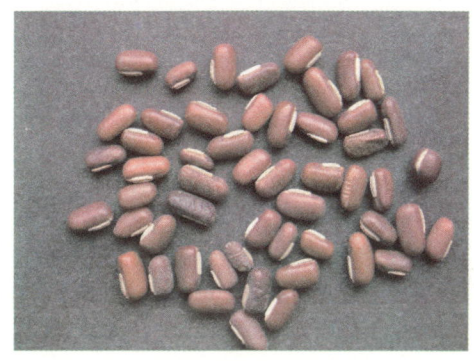

赤小豆

第十章 妇产科病祖传秘方

第十一章
男科病祖传秘方

随着时代发展，生活节奏加快，男性生殖健康的问题渐渐凸显，及时地干预和调理，可以提升男性生活质量和工作效率。本章针对一些男性朋友关心的问题，选取了能有效防治常见男科疾病的秘方。

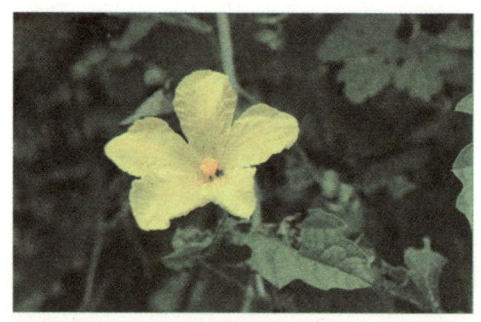

丝瓜花

遗精

症状分析

1. 遗精是指因脾肾亏虚、精关不固，或火旺湿热、扰动精室所致的以不因性生活而精液频繁遗泄为临床特征的病证。

2. 成年未婚男子或婚后夫妻分居等长期无性生活者，一月发生遗精1~2次属正常生理现象。如每周2次以上或清醒时流精，并伴有头昏、精神萎靡、腰腿酸软、失眠等症，则属病态。

秘方精选

丝瓜花莲子饮

- 原料　丝瓜花10克，莲子30克。
- 制法　丝瓜花和莲子水煎。
- 用法　每日2~3次。
- 功效　适用于辅助治疗遗精。

生地天冬方

- 原料　首乌藤、牡蛎各30克，生地黄20克，天冬、麦冬、山茱萸各10克，党参、茯神、远志各8克，甘草6克，黄连、肉桂各3克。
- 制法　将上药以水煎煮，取药汁。
- 用法　每日1剂，晚上服。
- 功效　滋阴降火，交通心肾。适用于辅助治疗心肾不交所致遗精。

豆叶藕汁

- 原料　扁豆叶15克，莲藕90克。
- 制法　扁豆叶和莲藕水煎。
- 用法　每日1剂，分2次服。
- 功效　适用于辅助治疗遗精。

早泄

症状分析

1. 早泄是指性交过程中射精过

早,是男子性功能障碍中常见的症状。

2. 大多数早泄的原因为精神性(心理性),受大脑病理性兴奋或脊髓中枢兴奋增强影响,少数早泄的原因为器质性疾病引起。

3. 中医认为,早泄多为肾气亏虚、精关不固、心肝火旺所致。因此,治疗时应注意补肾益气、固肾涩精、清肝泻火、清利湿热。

秘方精选

益气补肾方

原料 人参30克,核桃30个(取仁)。

制法 将人参切片,与核桃仁同入锅中,加水适量,用文火煎煮1小时即可。

用法 代茶饮,每日服2次。

功效 益气补肾。适用于辅助治疗肾气虚之早泄。

安神汤

原料 石莲肉12克,麦冬、远志、芡实各6克,人参(单煎)、甘草、莲须各3克。

制法 将上药以水煎煮,取药汁。

用法 每日1剂,分2次服。

功效 养心安神。适用于辅助治疗早泄。

珍珠母补益方

原料 珍珠母60克,龙骨30克,女贞子、熟地黄各15克,白芍12克,酸枣仁9克,五味子6克。

制法 将上药以水煎煮,取药汁。

用法 每日1剂,分2次服。

功效 育阴潜阳,养血安神,益肾固精。适用于辅助治疗肝肾不足、心神不宁之早泄。

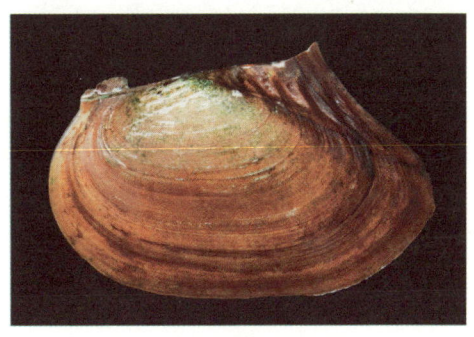

珍珠母

鹿衔草淫羊藿方

原料 鹿衔草、淫羊藿各30克,三枝九叶草20克,白酒2500毫升。

制法 将上药以水煎煮,取药汁。

用法 每日1剂,分3次服。或将5剂浸泡于白酒中,早、晚各1次,每次100毫升。

功效 适用于辅助治疗早泄、阳痿。

固精方

原料 豆蔻、五倍子各6克,焦白术、罂粟壳各12克,金樱子、海金沙、龙骨（先煎）、牡蛎（先煎）各9克，竹叶3克。

制法　将上药以水煎煮，取药汁。

用法　每日1剂，分2次服。

功效　固肾涩精、健脾助胃。适用于辅助治疗早泄。

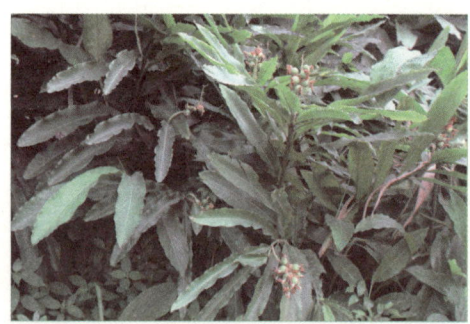

豆蔻

枸杞叶羊肾汤

原料　枸杞鲜叶250克，羊肾1对，生姜3片，醋、葱白各适量。

制法　羊肾剖开去筋膜，洗净切片，再与其他四味一起煮汤。

用法　每日1剂，佐餐食用。

功效　补肾，益精。对腰酸、早泄有一定的疗效。

前列腺炎

症状分析

1. 前列腺炎是青壮年男性的常见疾病，指前列腺特异性和非特异感染所致的急慢性炎症，可出现全身或局部症状。

2. 可分为急性前列腺炎和慢性前列腺炎。其中，急性前列腺炎是由细菌感染而引起的前列腺炎症。

3. 急性前列腺炎发病常突然，表现为寒战、发热、疲乏无力等全身症状，伴有会阴部和耻骨疼痛，甚至急性尿潴留。慢性前列腺炎多有疼痛和排尿异常等症状。

秘方精选

复方地虎汤

原料　黄芪30克，地龙、虎杖、莱菔子、穿山甲各20克，木通、车前子各15克，甘草10克。

制法　将上药以水煎煮，取药汁。

用法　每日1剂，分2次服。

功效　清热利湿，化浊通淋。适用于辅助治疗慢性前列腺炎湿热内蕴，浊瘀阻滞，小便余沥，终末滴白，少腹、会阴、腰部不适。

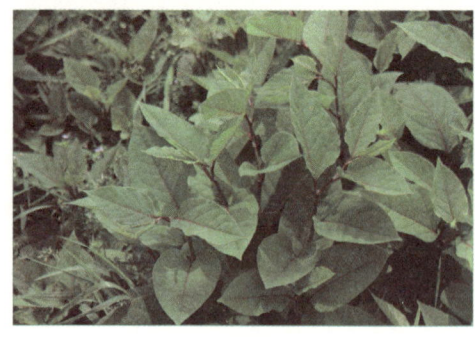

虎杖

灯心花苦瓜汤

原料 灯心花6扎，鲜苦瓜200克。
制法 苦瓜洗净，去除瓤和籽，切小段，与灯心花一同放进砂锅内，加入适量清水煎汤。
用法 饮汤。
功效 适用于辅助治疗急性前列腺炎。

劳淋汤

原料 生芡实90克，生山药30克，知母、阿胶（烊化）、生白芍各9克。
制法 将上药以水煎煮，取药汁。
用法 每日1剂，分2次服。
功效 滋肾清热。用于辅助治疗阴虚火旺型前列腺炎。

三七方

原料 三七3克。
制法 将三七研成末。
用法 三七末用白开水送服，隔日1次。
功效 适用于辅助治疗慢性前列腺炎。

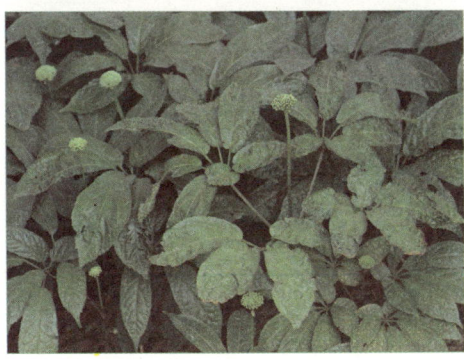

三七

不育症

症状分析

1. 不育症是指育龄夫妇婚后有正常性生活，在1年或更长时间内，未采取避孕措施也未生育，已婚夫妇发生不育者占15%，其中男性不育症的发病率占30%。

2. 临床上把男性不育症分为性功能障碍和性功能正常两类。性功能正常不育症依据精液分析结果，可进一步分为无精子症、少精子症、弱精子症、精子无力症和精子数正常性不育。

秘方精选

益肾填精汤

原料 熟地黄、黄芪各15克，菟丝子12克，枸杞子、覆盆子、山茱萸、巴戟天、淫羊藿、肉苁蓉、韭菜籽、全当归各10克，紫河车6克。
制法 将上药以水煎煮，取药汁。
用法 每日1剂，分2次服。
功效 益肾填精，补气养血。适用于辅助治疗男性不育症。

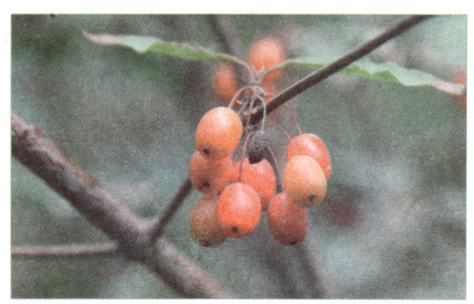

山茱萸

回春汤

原料 生地黄12克，山茱萸、山药、枸杞子、桑椹、菟丝子、远志各10克。
制法 将上药以水煎煮、取药汁。
用法 每日1剂，分2次服。
功效 益阴补肾。适用于辅助治疗精液异常所致的男性不育症。

四物羊肾汤

原料 肉苁蓉12克，枸杞子、熟地黄各10克，巴戟天8克，羊肾2对，盐适量。

制法 将羊肾剖开去筋膜，洗净切块，与另四味药一同入锅，水煎1小时，加盐调味即可。
用法 吃肉喝汤，每日1剂。
功效 补肾壮阳。可辅助治疗男性不育症。

男性性欲低下

症状分析

1. 男性性欲低下一般指男子性行为表达水平降低和性活动能力减弱，性欲受到不同程度抑制的状态。

2. 引起男性性欲低下的原因颇为复杂，以器质性病变和功能性病变为主。大多数为功能性病变，其中大脑皮质的功能紊乱最为常见。

秘方精选

参芪茯苓汤

原料 黄芪、党参、茯苓各20克，白术、酸枣仁、当归、龙眼肉各15克，龙骨（先煎）10克，远志、芡实、木香、肉桂各5克，甘草3克。
制法 将上药以水煎煮，取药汁。
用法 每日1剂，分2次服。
功效 补益心脾，益气固精。适用于辅助治疗男性性欲低下。

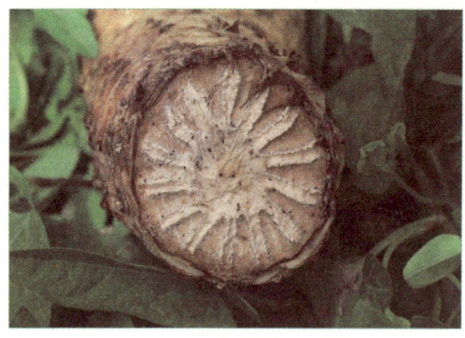

肉苁蓉

第十二章
亚健康祖传秘方

亚健康是介于健康和疾病之间的一种状态,主要表现以个人主观感受为主,表现情况错综复杂。处于亚健康状态的人,通常会出现失眠多梦、焦虑心烦、头晕目眩、精神抑郁、疲劳嗜睡、免疫力低下等症状。

失眠多梦

症状分析

1. 失眠多梦是指入睡困难、深睡眠时间短、睡眠质量差并伴有梦境等现象。

2. 中医认为,此症主要由脏腑功能紊乱、气血不足、情志损伤、阴血亏虚、痰热内扰肝胆、劳累过度、饮食失节等引起。

秘方精选

归脾汤

原料 太子参、白术、茯苓、酸枣仁、黄芪、枳壳、当归、远志各12克,生牡蛎30克,生大黄、甘草各3克。
制法 将上药加水煎煮,取药汁。
用法 每日1剂,分2次服。
功效 改善失眠。

海狗肾人参散

原料 海狗肾2具,人参10克,黄芪、玉竹、白术、白茯苓各9克,陈皮6克,沉香3克。
制法 将上药共研细末。
用法 每次服6~12克,每日2次,温开水或白酒送服。
功效 适用于气虚、体弱、阳痿。可改善男性性欲低下症状。

熟地黄山药菟丝汤

原料 熟地黄12克,山药、山茱萸、菟丝子、巴戟天、淫羊藿、仙茅、茯苓、阳起石、锁阳、肉苁蓉、鹿角片各9克。
制法 将上药以水煎煮,取药汁。
用法 每日1剂,分2次服。
功效 温补肾阳,滋补肾阴。适用于缓解男性性欲低下。

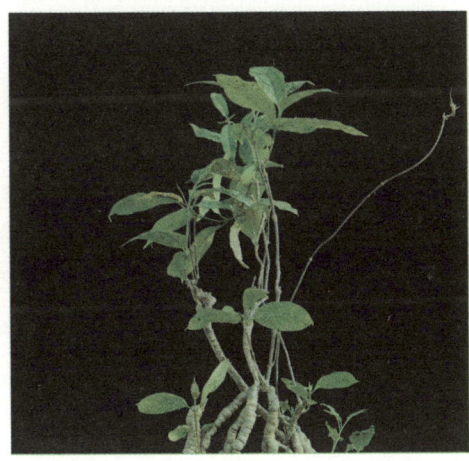

巴戟天

花生叶水

原料　花生叶90克（干品30克）。
制法　花生叶加水煮20分钟。
用法　代茶饮。
功效　改善失眠。

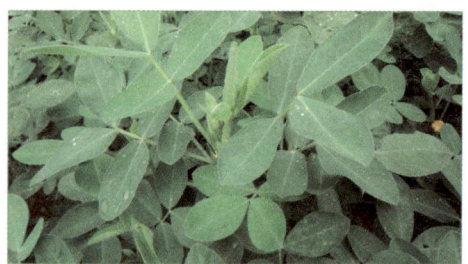
花生叶

丹栀逍遥散

原料　牡丹皮、栀子、柴胡、白术、当归、合欢皮、郁金各12克，白芍、茯神、首乌藤各15克，生龙骨（先煎）、生牡蛎（先煎）各30克，生大黄、甘草各3克。
制法　将上药用水煎煮，取药汁，复煎2次，合并煎液。
用法　每日3次，每次150毫升。
功效　改善失眠。

焦虑心烦

症状分析

1. 病理性焦虑是一类以紧张、害怕、焦虑为主的症状群，伴有明显的自主神经功能紊乱及运动性不安，常伴随主观痛苦感或社会功能受损，常感心中烦热郁闷。

2. 中医认为焦虑心烦多属热证，多为肝火旺盛所致。

秘方精选

菊香明日叶茶

原料　干菊花4~5朵，干明日叶5克，蜂蜜适量。
制法　将干菊花及干明日叶用清水洗净，挤干水分，然后将菊花和明日叶放入壶中，冲入热开水，静置，浸泡5分钟即可。
用法　可加蜂蜜随意饮。
功效　此茶对舒缓压力、抗紧张情绪有很好的缓解效果。

茅根瘦肉汤

原料　鲜白茅根150克，猪瘦肉250克，调味品适量。
制法　将猪瘦肉洗净，切细丝，与白茅根一起加适量水煮熟，酌加调味品。

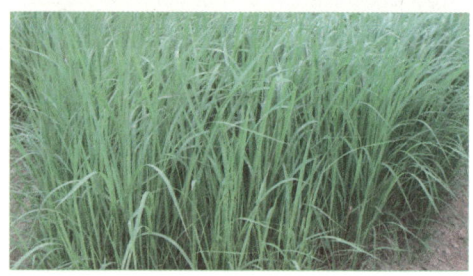
白茅根

用法 食肉饮汤，可常服。
功效 清热，利湿，通淋。适用于湿热所致的烦躁不安。

黄芪茉莉花茶

原料 黄芪10克，茉莉花0.5克。
制法 将黄芪、茉莉花用沸水冲泡，加盖闷泡20分钟左右。
用法 代茶温饮，每日1~2剂。
功效 具有松弛神经的作用，对于紧张情绪的人有稳定情绪的作用。

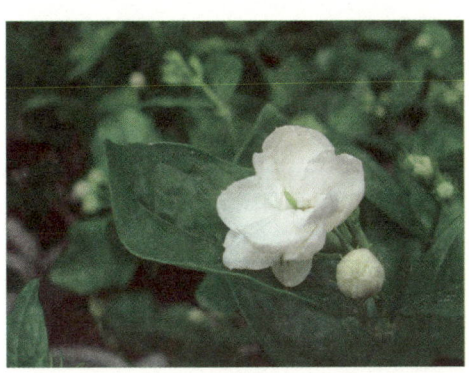

茉莉花

头晕目眩

症状分析

1. 头晕是一种常见的脑部功能性障碍所产生的症状，主要表现为头昏、头胀、头重脚轻、脑内摇晃、眼花等。

2. 引起头晕的原因有很多，常见于发热性疾病、高血压、脑动脉硬化、颅脑外伤综合征、神经症等。

秘方精选

补气养血方

原料 茯神15克，党参、当归各12克，黄芪10克，炙甘草、远志、白术、酸枣仁各9克，龙眼肉10克，木香6克，生姜3片，大枣5个。
制法 将上药以水煎煮，取药汁。
用法 每日1剂，早、晚分2次服。
功效 补气养血。适用于缓解气虚血亏型头晕。

夏枯草猪肉汤

原料 夏枯草10克，猪瘦肉30~60克。
制法 将上药加水适量，煮至肉熟即可。
用法 喝汤吃肉，每日1剂，每日2次。

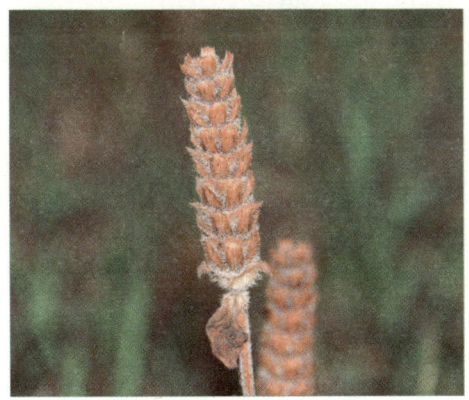

夏枯草

功效 清肝火，散郁结。适用于缓解肝火盛引起的头晕。

鹿茸双参方

原料 鹿茸、红参各3克，丹参15克，大枣10个。
制法 将上药加水煎煮，滤渣取汁。
用法 温服，每日1次。
功效 适用于缓解老年人心跳缓慢、头晕、气短、乏力等。

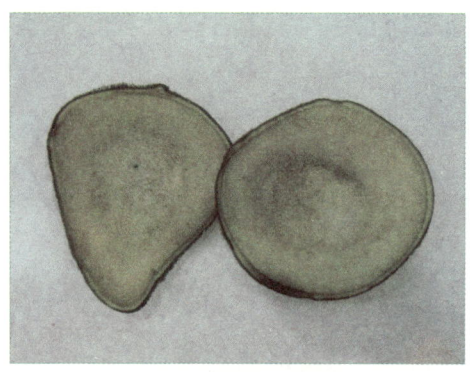

鹿茸

精神抑郁

症状分析

1. 抑郁是"情绪病"，主要表现为情绪低落、悲观、思维迟钝、经常自责、食欲不好、睡眠质量差等。

2. 中医认为，抑郁主要由情志所伤、肝气郁结、肝失条达、五脏气机不和所引起。病变往往集中在肝、心、脾三脏，并表现为气血失调。

秘方精选

麦冬煮鹌鹑蛋

原料 麦冬20克，鹌鹑蛋15个，白砂糖30克。
制法 将麦冬去心，洗净；鹌鹑蛋洗净入锅煮熟，去壳；将麦冬、鹌鹑蛋一同放入锅内，加水800毫升，武火烧沸，再改用文火煮15分钟，加入白砂糖即可。
用法 每日1次，单食或佐餐。
功效 对抑郁症有一定的疗效。

甘麦大枣汤

原料 小麦30克，大枣5个，酸枣仁15克，炙甘草、香附、柴胡、郁金、香橼皮各10克。
制法 将上药以水煎煮，取药汁。
用法 每日1剂，分3次服。
功效 适用于久郁伤神者。

柴胡疏肝散

原料 柴胡、陈皮（醋炒）各6克，香附5克，川芎、芍药、枳壳（炒）各3克。
制法 将上药以水煎煮，取药汁。
用法 每日1剂，分2次服。
功效 有助于改善抑郁症。
备注 还适用于辅助治疗慢性肝炎、慢性胃炎。

疲劳嗜睡

症状分析

1. 疲劳，是最典型的亚健康症状。

2. 临床可表现为心情抑郁、焦躁不安、急躁易怒、情绪不稳、思绪混乱、精力无法集中、反应迟钝、记忆力下降等。

秘方精选

驴肉豆豉汤

原料　黑驴肉500克，豆豉、黄酒、盐各适量。

制法　驴肉洗净，切块，入锅，加豆豉、黄酒、盐和适量的水，武火烧沸后改用文火，煮熟即可。

用法　饮汤食肉。

功效　补血益气。适用于缓解虚弱劳损、风眩、心烦。

天冬萝卜汤

原料　天冬15克，白萝卜300克，鸡汤500毫升，调味品适量。

制法　将天冬洗净切厚片，水煎，留汁备用；白萝卜洗净切丝；锅内放鸡汤，煮沸后将白萝卜丝放入，将煎好的天冬药汁加入，盖锅煮沸后加调味品即可。

用法　汤料同食。

功效　止咳祛痰，消食轻身。经常食用可增强抵抗力，消除疲劳。

八角莲鸡肉汤

原料　八角莲10克，鸡肉250克。

制法　八角莲与鸡肉一同加水炖汤。

用法　食肉饮汤。

功效　补气益血。适用于缓解体虚劳伤。

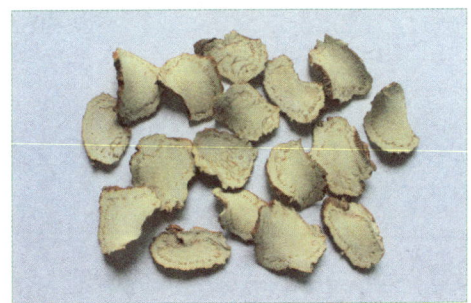

八角莲

免疫力低下

症状分析

1. 免疫力是人体自身的防御机制，它具有识别和消灭外来侵入人体的异物（如病毒、细菌等）的能力。此外，免疫力还能处理衰老、损伤、死亡、变性的自身细胞，以及识别和处理体内突变细胞和病毒感染细胞。

2. 免疫力低下，人体更易被传染性疾病感染或患癌症；免疫力超常也会产生对身体有害的结果，如引发过敏反应、自身免疫疾病等。

秘方精选

芦笋西芹豆浆

原料 西芹20克，芦笋25克，黄豆60克，冰糖少许。

制法 黄豆用水浸泡一夜；芦笋洗净，切碎；西芹洗净切小粒。将准备好的食材放入榨汁机中，加入适量温开水，榨成汁，滤渣取汁放入锅中煮开，放少许冰糖。

用法 每日1杯。

功效 提高机体免疫力。

燕麦枸杞子山药粥

原料 燕麦片15克，枸杞子10克，山药20克，粳米80克。

制法 将粳米洗净，山药去皮切小粒；锅中放入所有食材，加入适量清水煮开，用小火熬煮成粥。

用法 食粥。

功效 清心安神，强筋骨，助五脏，提高免疫力。

薏苡仁羊肉粥

原料 薏苡仁60克，羊肉200克，粳米100克，生姜丝、盐、味精各适量。

制法 把薏苡仁、羊肉及粳米洗净后，羊肉切片，共放入锅内，加适量水煮粥，加生姜丝、盐、味精调味。

用法 佐餐用。

功效 健脾补肾，益气补虚。可提高免疫力，适用于病后体虚。

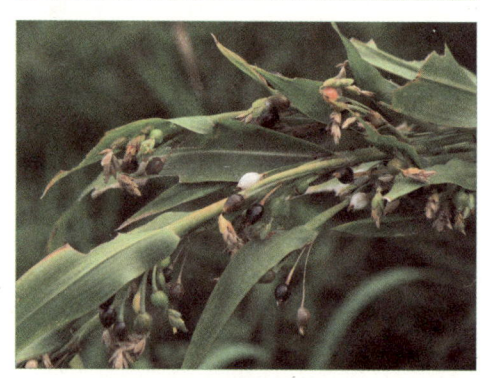

薏苡

手足冰凉

症状分析

1. 手足冰凉是机体亚健康的典型表现，和心脏血管异常有很大的关系。

2. 体形较瘦、虚寒体质者，生活节奏快、精神压力过大者，血糖太低或低血压者，女性等是手足冰凉的高发群体。中医认为，手足冰凉属于肾阳虚、心肾活力不足，气虚而弱或气血运行不畅。

秘方精选

八珍汤

原料 熟地黄、川芎、人参、当归、白术、白芍、茯苓各9克，炙甘草

5克，大枣5个，生姜3片。

制法 将上药放入砂锅中，加清水煎煮30分钟左右，取汁。

用法 每日1剂，每日2次，早、晚饭后30分钟各温热服。

功效 补血养气，调理气血。

桂枝生姜方

原料 桂枝、生姜各12克，芍药、甘草各15克，乌头6克，大枣3个。

制法 将上药以水煎煮，取药汁。

用法 每日1剂，分2次服。

功效 温肝散寒。用于辅助治疗腹中冷痛、手足厥冷、身体疼痛等内外皆寒之症。

备注 本方中乌头有毒性，应遵医嘱酌情减量煎服。

当归四逆汤

原料 当归12克，桂枝、芍药各9克，细辛3克，炙甘草、通草各6克，大枣8个。

制法 将上药以水煎煮，取药汁。

用法 每日1剂，分2次服。

功效 适用于缓解冻疮引起的手足冰凉。

脾胃虚弱

症状分析

1. 脾胃虚弱是多种疾病的发病基础，指脾胃气机升降异常，健运失司。

2. 病程较长，泄泻时轻时重、时发时止，大便稀溏，色淡无臭味，夹有不消化食物残渣。食后易泻，吃多后见腹胀、大便多、过后食欲不振等。

秘方精选

养阴活血汤

原料 沙参、麦冬各15克，生地黄12克，玉竹、白芍、枳壳、党参、桃仁、当归各10克，红花、炙甘草各6克。

制法 将上药以水煎煮，取药汁。

用法 每日1剂，分3次服。

功效 益胃，养阴，活血。用于缓解阴虚血瘀、脾胃虚弱。

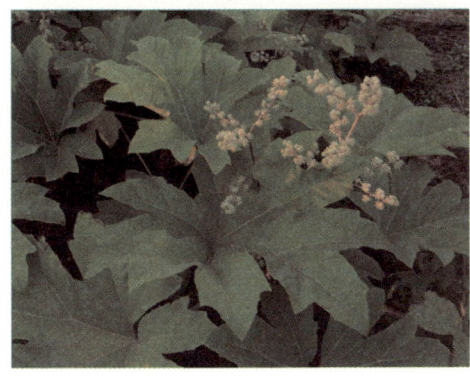

通草

体虚水肿

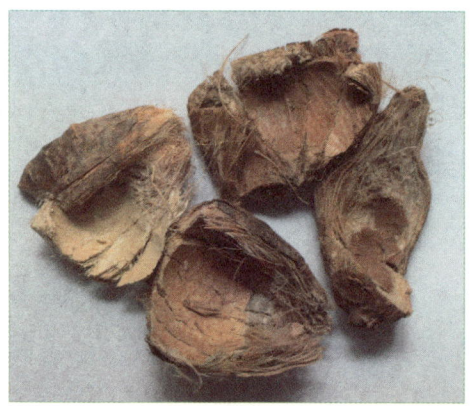

大腹皮

症状分析

1. 水肿表现为体内水液潴留，泛溢肌肤，出现眼睑、头面、足跗、腹部甚至全身水肿。

2. 中医认为，水肿是由风邪外袭、肺失通调、湿毒浸淫、内归脾肺、风湿相搏、心阳不振、水湿浸渍、脾失健运及饮食劳倦、伤及脾胃等所致。

秘方精选

升清降浊方

原料 白芍15克，望江南、大腹皮各12克，党参、黄芪、制半夏、枳实各9克，柴胡、升麻、豆蔻、甘草各6克。

制法 将上药以水煎煮，取药汁。

用法 每日1剂，分2次服。

功效 升降脾胃、斡旋气机。用于脾失升降、胃失和降、易脱肛、嗳气频频、胃脘痞痛。

健胃方

原料 黄芪30克，人参（另煎）、白术、当归各10克，陈皮、柴胡各6克，炙甘草5克，升麻3克。

制法 将上药用水煎煮，滤渣取汁。

用法 每日1剂，分2~3次空腹温服。

功效 适用于缓解脾胃气虚、中气下陷。

乌龙冬瓜茶

原料 乌龙茶5克，冬瓜皮25克，山楂肉20克。

制法 将冬瓜皮和山楂肉放入砂锅中，加适量水煎煮20分钟左右；将乌龙茶放入茶壶中，用煎好的水冲泡，加盖闷10分钟即可。

用法 每日1剂，每日3次。

功效 用于缓解痰多久咳、体虚浮肿。

薏苡仁茶

原料 炒薏苡仁适量，荷叶、山楂各2克。

制法 将炒薏苡仁、荷叶、山楂放入茶杯中，用沸水冲泡10分钟左右，去渣取汁即可。

用法 温饮，每日1剂，每日1次，代茶饮用。

功效 清热，利湿，祛肿。

瓜皮茅根茶

原料 西瓜皮60克，白茅根30克（鲜品90克）。

制法 将西瓜皮、白茅根制成末，放入茶壶中，用沸水冲泡。

用法 代茶饮用，每日1剂，每日1次。

功效 清热利尿。适合肾炎、水肿患者饮用。

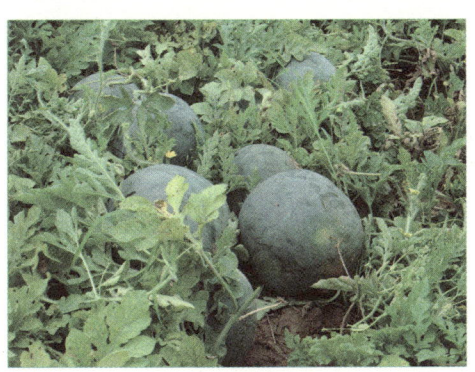

西瓜

肥胖症

症状分析

1. 肥胖症是一种常见的慢性代谢性疾病，是指人体内的脂肪贮存明显超过正常人的平均量，体重增加并引起机体代谢、生理的异常变化。

2. 引起肥胖症的原因有多种，遗传、饮食、运动量少、职业、年龄、精神及内分泌失调等因素都会引起肥胖。

秘方精选

参芪升麻泽泻汤

原料 黄芪30克，党参15克，陈皮、茯苓、法半夏、白术、山楂、郁金、莱菔子、泽泻各10克，柴胡、天南星各6克，升麻、炙甘草各2~3克。

制法 将上药以水煎煮，取药汁。

用法 每日1剂，分2次服。

功效 补中益气，燥湿祛痰。对于缓解肥胖症有较好的疗效。

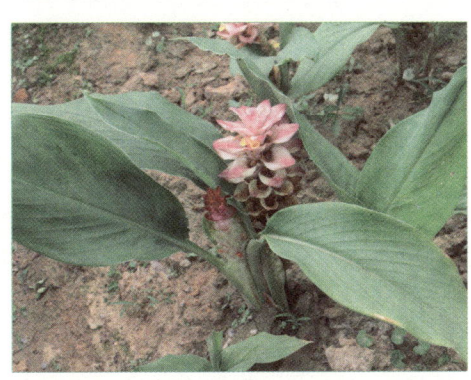

郁金

茉莉玫瑰饮

原料 桑椹、补骨脂、何首乌各15克，泽兰、泽泻各12克，茉莉花、玫瑰花、荷叶、决明子、枳壳各10克。

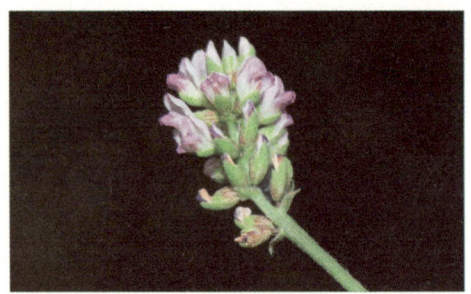

补骨脂

制法 将上药以水煎煮，取药汁。
用法 每日1剂，分2次服。
功效 利湿化瘀。可用于缓解肥胖症。

黄芪山楂减肥汤

原料 泽泻、生山楂、丹参、茵陈、水牛角各30克，黄芪、防己、白术、川芎、制首乌各15克，淫羊藿10克，生大黄9克。
制法 将上药水煎，取汁100毫升。
用法 每日2次，每次50毫升。以上为1剂量，超重25%以上者可增至每日1.5剂，即150毫升。
功效 补中益气，降脂减肥。适用于缓解肥胖症。

山楂槐花饮

原料 鲜山楂30克，鲜荷叶15克，决明子10克，鲜槐花5克，白砂糖适量。
制法 将上药同煎煮，待山楂将烂时用大勺将其碾碎，再煮10分钟；滤出汁液，加少量白砂糖调匀。
用法 代茶频饮。
功效 降脂减肥。对肥胖症有一定的缓解作用。

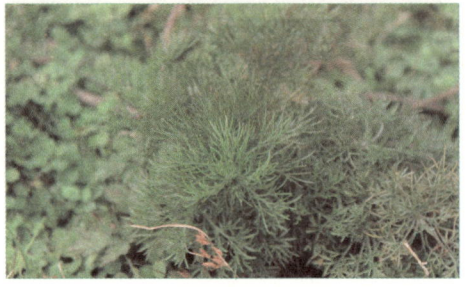

茵陈